QUESTION

DES SUCRES,

PAR M. A. JOLLIVET,

MEMBRE DE LA CHAMBRE DES DÉPUTÉS.

PARIS,

IMPRIMERIE DE BRUNEAU, RUE CROIX-DES-PETITS-CHAMPS, 33.

1843.

QUESTION

DES SUCRES.

QUESTION

DES SUCRES,

PAR M. A. JOLLIVET,

MEMBRE DE LA CHAMBRE DES DÉPUTÉS.

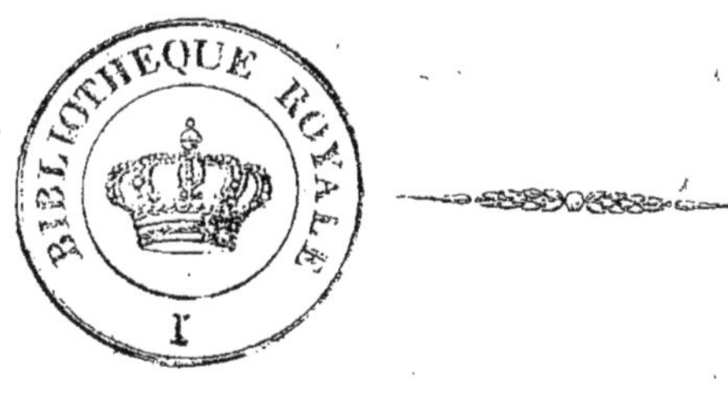

PARIS,

IMPRIMERIE DE BRUNEAU, RUE CROIX-DES-PETITS-CHAMPS, 35

1843.

J'ai publié, il y a deux ans, une série de Lettres
dans lesquelles je demandais l'interdiction avec indemnité de la fabrication du sucre indigène.

Je pense qu'il y a opportunité à reproduire ma
publication, en y ajoutant les faits survenus depuis,
et qui démontrent de plus en plus que le sucre colonial et le sucre indigène ne peuvent co-exister.

Il faut donc sacrifier ou le sucre indigène, ou le
sucre colonial.

Les ports de mer, les colonies réclament énergi-
quement la suppression du sucre indigène, et la
grande majorité des fabricants s'y résignent.

C'est une expropriation pour cause d'utilité publique.

Elle est commandée par l'intérêt de notre trésor, de notre commerce maritime, de nos colonies, de notre puissance navale! Le Gouvernement la propose, les Chambres vont, j'espère, la prononcer.

QUESTION DES SUCRES.

CHAPITRE Ier.

Situation du Sucre colonial.

SOMMAIRE.

La Métropole lui doit un marché intégral et avantageux. — Ses prix de vente inférieurs aux prix de revient.

La France fournit à ses colonies la plus grande partie de leur substance alimentaire, de leurs agents et instruments d'exploitation, et des objets servant à l'usage personnel des colons.

Les colonies paieraient presque tous ces objets moins cher, et les auraient meilleurs, si elles pouvaient se les procurer à l'étranger.

La métropole le leur interdit, par des prohibitions

ou par des droits tellement élevés qu'ils sont prohibitifs.

Sur un seul article, sur les farines, qu'elles paient 80 p. 100 de plus que les farines d'Amérique, elles perdent 1,200,000 fr.

On a évalué à 12,000,000 fr. environ les sacrifices qu'impose aux colonies l'obligation de s'approvisionner des produits de notre sol ou de notre industrie, et à 15 p. 100 le renchérissement dont cette obligation grève la production coloniale.

Les colonies ne peuvent transporter leurs produits que sur des navires français, à leur grand préjudice, la navigation française étant la plus coûteuse de toutes les navigations.

Les colonies ne peuvent raffiner leurs sucres; le raffinage étant réservé à la métropole;

Elles sont même empêchées de les claircer et de les terrer, par une surtaxe qui, quoique réduite par la dernière loi de 15 fr. à 7 fr. 50 c., est encore prohibitive.

Enfin, les colonies ne peuvent vendre leurs produits à l'étranger.

On voit que le général Bugeaud a eu raison de dire : *Que les colonies ont été instituées dans l'intérêt de leur métropole.*

En effet, elle y trouve un marché toujours ouvert, à la différence des marchés étrangers, que peut lui fermer la moindre variation de tarif.

Et quoique ce marché se tienne dans *quelques petites îles*, le général Bugeaud n'aurait pas dû les traiter avec dédain; car elles ont consommé, en 1829, 62,000,000 francs de produits de notre sol, de nos pêches, de notre industrie, et elles les consommeraient encore, si elles continuaient à vendre leurs sucres 73 fr. les 50 kil., comme en 1829.

Ce marché est privilégié pour la métropole, seule arbitre des prix, en l'absence de toute concurrence étrangère.

Le monopole colonial procure un emploi certain à 465 navires et à 8,144 marins, un fret de 110,000 tonneaux au commerce maritime (1), 80,000,000 kil. de matières premières à nos établissements de raffinage, et procurerait au trésor un revenu de 39,000,000 fr., si la concurrence du sucre indigène ne laissait dans les entrepôts une partie du sucre colonial.

En retour des obligations imposées à nos colonies et des avantages qu'elle en retire, la métropole a pris l'engagement d'assurer aux produits coloniaux un placement avantageux sur le marché métropolitain; engagement fondé sur la justice la plus rigoureuse, puisqu'elle leur ferme les marchés étrangers.

---

(1) Ces chiffres ont été établis par M. Wustemberg, dans la séance du 5 mai, et reconnus exacts par M. Cunin-Gridaine et par M. Gouin, alors ministre du commerce.

Cet engagement a été reconnu par tout le monde, par les amis des colonies comme par leurs adversaires.

Dans son rapport du 2 juillet 1839 (page 16), M. *Ducos* a dit : « Nous devons une compensation à « nos colonies, sous peine de les ruiner complète- « ment. Nous sommes engagés à garantir à leurs « denrées, non seulement la consommation de nos « marchés, mais encore des prix de vente qui soient « en harmonie avec leurs besoins, et proportionnels « à toutes les charges du monopole qu'elles ont à « supporter. »

M. *Dumon*, dans son rapport du 6 juin 1836 (p. 24) : « Peut-on leur imposer nos marchandises et refuser, « pour ainsi dire, les leurs ? »

« Le résultat auquel on doit arriver, disait le *minis- « tre des finances*, dans la session de 1837 (1), est que « le sucre colonial trouve convenablement à se placer « en France, et que la consommation de la métro- « pole, à laquelle *il a droit de prétendre*, lui soit main- « tenue. »

Dans la discussion de la dernière loi sur le sucre, M. *de Lamartine* énumérait les profits que la métro- pole retirait du pacte colonial et s'écriait : « Pouvez- « vous conserver les clauses à votre avantage, et dé- « chirer les autres ?

(1) *Moniteur* de 1837, page 1373.

« Seriez-vous justes envers les colons, si, en les
« forçant à tenir les conditions du monopole d'exploi-
« tation que vous leur avez imposé, à manger leur
« pain, à ne se vêtir qu'au prix conventionnel que
« vous leur faites, vous leur ravissiez la compensation
« de cette charge, en les privant de l'écoulement de
« leurs sucres sur votre continent? Mille fois non !

« Il y aurait là une iniquité qu'aucun sophisme ne
« saurait pallier.

« Ou laissez-les libres, ou laissez-les vivre! »

Un des représentants du département le plus inté-
ressé à la production du sucre indigène, M. *Martin* (du
Nord) disait, dans la séance du 9 mai 1840 : « Il y
« a un motif d'équité qui domine toute la question :
« notre régime colonial est tel que les colonies sont
« obligées d'envoyer toutes leurs productions chez
« nous, de prendre dans la métropole toutes les
« denrées et toutes les marchandises dont elles ont
« besoin.

« Dans cette position, est-il possible, *sans une injus-*
« *tice révoltante*, de ne pas ouvrir aux colonies, sur le mar-
« ché français, un débouché à leurs produits, *à de*
« *bonnes conditions?* »

Enfin, le président du cabinet du 1er mars, M. *Thiers,*
qui a fait tant de mal aux colonies et au commerce
maritime, en déterminant le rejet de l'amendement
Lacave-Laplagne , mais qui leur a fait ce mal sans le
vouloir, et dans la croyance erronée que le sucre

colonial et le sucre indigène pouvaient co-exister, M. *Thiers* disait, dans la séance du 8 mai 1840 : « Je « suis d'avis qu'il faut maintenir aux colonies votre « marché; vous manqueriez à un *contrat sacré*, si « vous ne le leur mainteniez pas; vous le leur *devez*, « et vous le leur devez aussi *intégral* que vous le « pourrez. »

Les défenseurs du sucre indigène reconnaissaient tous que la *préférence* était due au sucre colonial; que le sucre indigène ne pouvait appparaître sur nos marchés *qu'en deuxième ligne*, après que le sucre colonial y avait trouvé *un placement avantageux*.

M. *Gouin* (séance du 5 mai 1840) :

« Je n'hésite pas à reconnaître que le sucre des co- « lonies doit apparaître sur notre marché avec une « préférence sur le sucre de betterave; nos colonies « doivent y trouver le placement *intégral* de leurs « produits, le sucre de betterave ne doit y figurer « *qu'en seconde ligne*. »

M. *Delespaul*, député du Nord (séance du 6 mai) :

« Qu'on défende au sucre indigène de compro- mettre l'existence du sucre colonial, rien de plus juste. »

M. *Berville*, député de Pontoise, arrondissement producteur :

« Je reconnais parfaitement que, puisque nons nous sommes mis avec les colonies sur un pied d'exclusion, nous leur devons un marché pour leurs produits, dans des conditions de réciprocité. *Il faut que les colonies fassent bien leurs affaires avec nous;* sans cela, les conditions que nous leur avons faites seraient *évidemment injustes.* »

Le comte Defitte, le défenseur le plus ardent qu'ait eu le sucre indigène, sans excepter le général Bugeaud :

« La garantie du placement *de la totalité* de vos sucres sur le marché français, ou l'émancipation commerciale; voilà ce que je comprends.

« La garantie du placement sur le marché mépropolitain me paraît de la plus rigoureuse justice, si l'on ne vous permet pas de porter votre sucre ailleurs. »

Enfin, le rapporteur de la loi du 3 juillet 1840, le général *Bugeaud* lui-même :

« Nous ne réclamons que *la seconde place* pour le sucre indigène; nous demandons modestement à vivre, pas davantage. »

On voudra bien excuser le luxe de mes citations : je les ai multipliées à dessein.

Il m'importait de rappeler que tout le monde, ami comme ennemi, avait solennellement reconnu que la métropole était engagée, par *un contrat sacré*, à assurer au sucre des colonies un placement *intégral et avantageux* sur le marché métropolitain.

Voyons comment la métropole a exécuté ce *contrat sacré?*

Voyons si le sucre des colonies a trouvé sur le marché métropolitain un *placement intégral et avantageux ?*

La réponse à ces questions résultera de la simple, mais significative comparaison entre les *prix de vente* et les *prix de revient.*

Il n'y a pas de question plus décriée que celle du *prix de revient,* disait le président du conseil du 1er mars, dans la séance du 10 mai 1840, et cependant il reconnaissait qu'il était indispensable de la résoudre.

Et plusieurs séances ont été consacrées à l'examen et à la solution de cette question.

Le tarif des droits sur le sucre colonial et sur le sucre indigène, fixé par la loi du 3 juillet 1840, l'équilibre qu'elle a vainement cherché à maintenir entre ces deux sucres, ont eu pour base nécessaire leurs prix de revient comparés.

Ce n'est également que par la connaissance, sinon mathémathique, du moins approximative *des prix de revient* du sucre colonial, qu'on peut s'assurer si la métropole a rempli l'engagement de lui fournir, sur son marché, un placement *à des prix avantageux.*

Je ne chercherai point à établir le prix de revient du sucre colonial ; je dirai comment il a été établi par le gouvernement et par les commissions des deux Chambres. En un mot, je donnerai le prix de revient *officiel.*

L'*Exposé des motifs* du 4 avril 1836 (page 6) fixe le

prix dé revient du sucre colonial à 40 fr. les 50 kil. au Havre, à l'entrepôt, savoir :

Au port de la colonie................. 25 fr.

Fret, assurances et commissions, de la
    colonie au Havre.................. 15
                            TOTAL......... 40 fr.

L'*Exposé des motifs* fait observer qu'avant 1828, il était de 47 fr., mais qu'une meilleure fabrication, l'emploi de machines à vapeur, plus d'économie et d'activité dans la direction des sucreries, ont réduit ce prix, en 1835, à 40 fr.

Le *Rapport à la Chambre des Députés*, de M. Dumon, du 8 mai 1837 (page 18), le *Rapport à la Chambre des Pairs*, de M. le comte d'Argout, du 6 juillet 1837 (page 41), adoptent ce prix de revient.

Dans son rapport du 12 juin 1838 (page 7), M. Dumon s'exprime ainsi :

« On est accoutumé à considérer les 25 fr. par 50 kil. comme le prix nécessaire au producteur ; d'après les renseignements que nous avons recueillis dans divers ports de mer du royaume, on peut fixer entre 14 et 15 fr. les frais de toute nature que supportent 50 kil. de sucre, pour arriver dans nos entrepôts. »

Dans l'exposé des motifs du 1er juin 1839 :

« On peut beaucoup varier sans doute sur le prix de revient de production aux colonies, mais *personne en-*

core n'a osé le fixer au dessous de 23
à 24 fr. soit..................... 23 fr. 50 c. »

N'admettant le fret et les autres
charges que pour........... 14

On trouverait, pour prix de revient
de 50 kil. au Havre........... 37 fr. 50 c.

M. *Ducos,* dans son rapport du 2 juillet 1839, pages 17, 18, 19, 20 et 21, se livre à un examen approfondi du prix de revient du sucre colonial, et conclut ainsi :

« Le projet de loi adopte, dans l'exposé des motifs, le chiffre de 23 fr. 50 c. par 50 kil., nous le considérons comme l'expression *sévère, rigoureuse,* du besoin colonial, et ne lui donnant qu'une satisfaction très-contestable.

« Ajoutant à ce chiffre celui de 14 fr. par 50 kil. pour fret, déchet et coulage de route, assurances, intérêts de fonds, commissions, tares, escomptes, etc., nous aurons un total de 37 fr. 50 c. par 50 kil. pour le sucre rendu dans nos ports. »

Le général Bugeaud, dans son rapport sur la loi de juillet 1840, dit que ce chiffre lui paraît contestable, mais il l'admet; et sans en donner aucune raison, il réduit de 14 à 13 fr. le fret, déchet, etc., en sorte que le prix de revient des 50 kil. au Havre, à l'entrepôt, ne serait plus, suivant son rapport, que de 36 fr. 50 c.

En admettant le chiffre de 23 fr. 50 c. comme prix

de production aux colonies, le président du conseil du 1er mars, M. *Thiers*, faisait observer, dans la séance du 9 mai, « que les colons, indépendamment des 25 fr., demandaient 3 fr. pour les frais divers et le transport de la sucrerie au port d'embarquement de la colonie ; qu'il était impossible d'arriver à ce chiffre de 23 f. 50, si l'on ne défalquait pas tous les bas produits. »

Il ajoutait : « Je puis affirmer, de plus, que nous n'avons pas compté pour les colonies un centime d'amortissement. »

En résumé, le prix de revient du sucre colonial est, suivant les colons, de 43 fr. par 50 kil. au Havre, à l'entrepôt ; 67 fr. 75 c. à l'acquitté.

Suivant presque tous les exposés des motifs et les rapports des commissions, de 40 f. ; 64 f. 75 c. à l'acquitté.

Enfin, suivant le rapport du général Bugeaud, de 36 fr. 50 c.

A l'acquitté, 61 fr. 25 c.

Les sucres se sont vendus au Havre en moyenne, dans l'année 1841, 57 fr. 50 c., et cette année 56 fr.

Ce prix, comparé au prix de revient des colons (67 fr. 75 c.), présente une perte de 11 fr. 75 c.

Comparé au prix de revient le plus généralement adopté, (64 fr. 75 c.), une perte de 8 fr. 75 c.

Enfin, comparé au prix de revient du général Bugeaud lui-même (61 fr. 25 c.), il présente une perte de 5 fr. 25 c. par 50 kil., 10 fr. 50 c. par 100 kil.

Est-ce là une baisse accidentelle, que l'on peut expliquer par des causes momentanées ?

N'est-ce pas plutôt une baisse durable, et qui menace de continuer?

La quantité de sucre colonial, en entrepôt, était :

Le 1er décembre 1840 de..... 15,250,839 kilog.
Le 1er décembre 1841 de..... 24,782,375
Le 1er décembre 1842 de..... 31,912,073

La quantité de sucre étranger,
en entrepôt, était :

Le 1er décembre 1840 de..... 6,583,464
Le 1er décembre 1841 de..... 9,363,388
Le 1er décembre 1842 de..... 11,244,507

La quantité de sucre indigène,
en magasin, était :

Le 1er décembre 1840 de..... 3,794,000
Le 1er décembre 1841 de..... 6,110,000
Le 1er décembre 1842 de..... 6,343,000

Chaque année l'encombremeut du sucre augmente dans une progression effrayante.

Au 1er décembre 1840, la quantité de sucre colonial, étranger et indigène, tant en entrepôt qu'en magasin, était de................. 25,628,303 kilog.
Au 1er décembre 1842 de..... 49,499,580

Elle a presque doublé en deux ans!

Nous avons actuellement, en entrepôt ou en magasin, 49,499,580 kilog. de sucre, et la campagne du sucre indigène est en pleine activité ; les arrivages des colonies vont commencer bientôt ; l'encombrement va donc s'accroître encore, et amener une nouvelle baisse dans les prix...

En un mot, l'avilissement des prix menace d'être la situation normale.

A la fin de 1840, les sucres se vendaient. .   70 fr. (1)

A la fin de 1842, il se sont vendus.....   57

Et ce prix ruineux baisserait encore, si les vendeurs n'étaient soutenus par l'espoir que les chambres adopteront le projet de loi qui supprime le sucre indigène.

Voilà comment le loi du 3 juillet 1840 a respecté le *contrat sacré* qui lie la métropole à ses colonies !

Voilà comment elle a assuré aux produits coloniaux un placement *avantageux* sur le marché métropolitain !

Le prix moyen des années 1841 et 1842, a été de 56 fr. 75 cent. Les sucres étaient à 57 fr. (moins bas) lorsque le gouvernement a rendu l'ordonnance de dégrèvement du 21 août 1839.

______

(1) Les sucres se sont vendus :

En 1829. . . . .   73 fr.
En 1825.   83
En 1823.   86

Et ce prix de 57 francs, le rapport au roi qui précédait l'ordonnance, le déclarait *intolérable, entraînant pour les colonies une perte énorme et profondément ruineuse lorsqu'elle s'applique à la totalité de la production, qui seule fait exister nos établissements coloniaux!*

Nos colonies étaient arrivées, par suite de l'avilissement des prix de leurs sucres, à une extrémité telle, que les gouverneurs de la Martinique et de la Guadeloupe avaient osé prendre sur leur resposabilité (et je les en loue) les arrêtés des 15 et 27 mai 1839, qui autorisaient la sortie du sucre par tout pavillon et pour toute destination !

Ces arrêtés étaient destructifs du pacte colonial, mais la métropole avait la première déchiré ce pacte, et ils étaient justifiés par la plus impérieuse nécessité :

« Attendu (portait l'arrêté du 15 mai de M. le contre-amiral de Moges, gouverneur de la Martinique) que la *défaillance* du pays exige un secours immédiat, sans lequel l'avilissement inévitable du prix des sucres achèverait de porter la perturbation dans le régime des familles, des habitations et des ateliers;

« Que si quelques grandes propriétés peuvent encore attendre, tout nonveau délai est devenu impossible pour la masse des moyennes et des petites propriétés, qui ne peuvent plus s'aider du crédit pour leur approvisionnement de morue et autres vivres;

« Attendu que si cet état de choses se prolongeait,

il en résulterait un grand préjudice national par le bouleversement total des conditions d'existence de cette portion de la société française, dont le salut nous est confié par le roi;

« Sur le rapport du directeur de l'administration intérieure et de l'avis du conseil privé, nous avons arrêté et arrêtons provisoirement ce qui suit, sauf l'approbation du gouvernement de sa majesté :

ARTICLE PREMIER.

« La sortie du sucre est autorisée dans cette colonie par tout pavillon et pour toute destination.

ART. 2.

« Cette autorisation cessera de plein droit du jour où parviendra à la Martinique l'avis officiel du dégrèvement, ou de toute autre mesure législative *qui permettra à la colonie d'exister.* »

Ces arrêtés ont été annulés par une ordonnance du roi, du 30 juin 1839.

Mais l'ordonnance du 24 août suivant porta aux colonies un remède provisoire, en accordant un dégrèvement dont le rapport au roi proclamait l'urgence, non-seulement dans l'intérêt colonial, mais encore dans l'intérêt du commerce maritime.

« Les navires, dit le rapport au roi, reviennent sur lest.

« Des voyages dont tout le profit devait être donné

par le fret au retour sont donc ruineux pour les armateurs, comme pour tous les manufacturiers et négociants de l'intérieur qui ont des relations avec nos
colonies. Ces faits confirment encore ce que nous
avons dit sur la solidarité de souffrance entre les colonies, la marine marchande et l'industrie de la métropole.

« La force des choses, la justice et les intérêts
généraux du pays font ressortir plus que jamais
l'urgente nécessité de prendre une mesure provisoire. »

La loi du 3 juillet 1840, a essayé un système d'é-
quilibre et de pondération entre les deux sucres.

Elle a complètement échoué. Les sucres qui, avant
la loi du 3 juillet 1840, n'étaient jamais tombés au-
dessous de 55 francs, sont tombés depuis à 52 francs !

CHAPITRE II.

Causes de l'avilissement des prix des Sucres coloniaux.

SOMMAIRE.

1o Excédant de la production des sucres coloniaux et indigènes sur la consommation ;
2o Protection accordée au sucre indigène ;
3o Réduction de la surtaxe sur le sucre étranger.

———

PREMIÈRE CAUSE DE L'AVILISSEMENT DES SUCRES COLONIAUX ; EXCÉDANT DE LA PRODUCTION SUR LA CONSOMMATION.

MM. Duchâtel, Martin (du Nord), Dumon (de Lot-et-Garonne), et presque tous les orateurs qui ont parlé dans la discussion sur les sucres, déclarent que la consommation de la France a été dans les dernières années de 120,000,000 kil.

Sans examiner si cette évaluation repose sur des données positives, et en l'admettant comme incontestable, quoiqu'elle me paraisse exagérée, il ne sera pas

difficile d'établir que la production excède la consom·
mation.

En effet la quantité de sucre colonial importée en
1842 (11 mois), est de............. 83,160,719

La quantité de sucre indigène pro-
duite dans la campagne de 1841 à 1842
a été suivant les états officiels des contributions indirectes de............... 31,234,954

Mais l'administration des contributions indirectes ne
constate pas, et ne peut pas constater la totalité de la
production indigène.

« Aucun impôt de consommation n'est à l'abri
de la fraude, dit l'*Exposé des motifs* du 4 avril 1836
(p. 32). »

« Le mode de perception proposé pour recouvrer
l'impôt sur le sucre, porte l'*Exposé des motifs* du 4
janvier 1837 (pag. 4 et 5), en laisse échapper une notable partie.

« L'évaluation de la matière première ouvre un
vaste champ à la fraude; la fixation d'un rendement
moyen, nécessairement établie au-dessous de la réalité, affranchit de tout impôt les produits qui, dans les
bonnes fabriques, dépassent notoirement le rendement
moyen. »

Dans la séance du 9 mai 1840, M. Duchâtel disait :
« Le droit sur le sucre indigène ne peut pas être inté-
« gralement perçu. Vous savez tous que sur cette per-

« ception, comme sur toutes les perceptions indirec-
« tes, il y a *une fraude considérable*, et que beaucoup
« de sucre échappe à l'impôt. »

Je sais que la régie des contributions indirectes
veille avec la plus grande sollicitude aux intérêts du
trésor ; qu'elle a amélioré le mode de perception,
qu'elle l'améliorerait encore. Mais quoi qu'elle fît, la
fraude s'exercerait toujours sur une grande échelle,
et l'on évalue généralement à plus d'un tiers, la quantité de sucre qui échappe aux droits (1).

On peut donc porter à 10,000,000 kil. la quantité
de sucre indigène qui a échappé à la constatation de
la régie des contributions indirectes.

La quantité de sucre étranger mise en consommation en 1842 (décembre non compris), a été de
6,890,612 kil.

Ainsi la production du sucre colonial et indigène et
la mise en consommation du sucre étranger dans
l'année 1842, se sont élevées à 131,286,612 kil., excédant de plus 11,000,000 kil. la consommation présu-
mée. Du reste pour démontrer que la production
excède de beaucoup la consommation, il suffit de rap-

(1) Dans le tableau B, annexé au rapport de M. Bugeaud, on voit
que la quantité du sucre indigène avait été évaluée, pour la campagne de 1838 à 1839, à 49,000,000 kil., et que la quantité constatée n'a
été que de 39,000,000 kil. — Il est probable que l'évaluation de
49,000,000 kil. était déjà au dessous de la vérité, et certain que la différence a été livrée en fraude à la consommation.

peler qu'au 1ᵉʳ décembre 1840, il n'y avait en entrepôt ou en magasin que.......... 25,628,303 kil. de sucre colonial, étranger et indigène.

Au 1ᵉʳ décembre 1842, il y en avait une quantité presque double...... 49,499,580

DEUXIÈME CAUSE DE L'AVILISSEMENT DES SUCRES COLONIAUX. — PROTECTION ACCORDÉE PAR LA LÉGISLATION AU SUCRE INDIGÈNE.

Le sucre colonial ne pourrait même pas soutenir la concurrence, quand le sucre indigène acquitterait entièrement le droit de 27 fr. 50 c., établi par la loi du 3 juillet 1840, la protection de 22 fr. étant exorbitante, ainsi que je vais l'établir par la comparaison des prix de revient du sucre colonial et du sucre indigène.

Le prix de revient du sucre colonial, généralement admis par le gouvernement et par les commissions, est de 40 fr. par 50 kil. dans nos entrepôts maritimes.

Il reste à déterminer le prix de revient du sucre indigène.

M. *Dumon*, dans son rapport du 6 juin 1836, (page 36), fait observer avec raison, que la détermination *positive* de ce prix de revient présente des difficultés qu'il est impossible de résoudre. La cherté de l'établissement, le prix de la betterave, du charbon et de la main-d'œuvre, le rendement de la betterave en sucre, l'habileté du fabricant exercent sur le prix de re-

vient les influences les plus diverses. Ce prix varie
pour chaque fabrique; et même dans chaque fabrique
il varie encore notablement pendant le cours des opé-
rations. Quand même tous ces prix divers seraient con-
nus avec exactitude, il ne conviendrait pas d'en former
une moyenne; il faut nécessairement exclure les prix
de revient, égaux ou supérieurs aux prix de vente :
ils attestent un établissement mal situé, une fabrication mal habile. De telles situations ne peuvent exiger
les ménagements de la loi.

« Lorsqu'on veut égaliser deux industries, dit M. le
« comte d'Argout dans son rapport à la chambre des
« pairs, du 6 juillet 1837 (page 42), on prend pour
« point de départ les manufactures dont les conditions
« de vitalité et de prospérité sont les mieux cons-
« tituées. »

En 1828, M. Crespel déclarait un prix de revient de
43 francs par 50 kilog., mais en assurant que, dans
quelques années, ce prix serait considérablement réduit, et que le sucre indigène pourrait soutenir la concurrence du sucre colonial à *égalité de droits*.

M. *Blanquet* donnait la même assurance.

En 1837, M. Crespel a reconnu devant la commission de la Chambre des députés (1), « que son prix de
« revient n'était plus que de 30 fr. (2). »

(1) Documents recueillis par la commission, page 151.
(2) M. Crespel a passé en 1836 un marché de six ans à des prix
qui supposent que son prix de revient était réellement de 30 fr.

M. *Martine*, fabricant du département de l'Aisne (1):

« Mon prix est de 35 fr. »

M. *Delacour*, fabricant du département du Nord (2) :

« Mon prix est de 35 à 38 fr., avec espoir d'amélio-
« ration »

M. *Dumas*, membre de l'institut, est entré dans les
plus grands détails sur tous les éléments qui consti-
tuent le prix de revient (3). Sa conclusion est, « qu'en
combinant ensemble les divers prix de revient des fabriques (celles de M. Crespel non comprises), le prix
de revient pourrait être fixé à 35 fr. par 50 kilog. »

Le rapporteur de la commission adoptait ce chiffre,
et ajoutait :

« Ce prix décroîtera sans doute à mesure que les
« capitaux immobilisés seront amortis, que la concur-
« rence dans la culture fera baisser le prix des bettera-
« ves, que la fabrication sera plus étudiée et son suc-
« cès plus assuré, le prix de revient se rapprochera de
« celui que M. Crespel déclare aujourd'hui pour toutes
« ses fabriques. »

M. *Ducos*, dans son rapport du 2 juillet 1839, fait
remarquer que le prix de revient établi par les documents officiels de l'administration des contributions
indirectes est effectivement de 37 f. 50 c. par 50 kilog.,

(1) Documents recueillis par la commission, page 132.
(2) Idem, page 134.
(3) Idem, page 153.

mais que ce prix représente la moyenne de tous les établissements qui sont répartis sur notre territoire, y compris ceux dont les conditions sont tellement défectueuses, qu'ils n'auraient pu se soutenir même sans impôt. Si l'on retranchait du nombre général de nos fabriques celui de toutes celles qui ne pourraient par elles-mêmes soutenir aucune espèce de concurrence, on trouvera nécessairement un prix de revient dont la moyenne sera inférieure à celle de 37 fr. 50 cent. On sait que, dès 1836, M. Dumas n'élevait pas cette moyenne au-dessus de 35 francs, et que M. Crespel a formellement déclaré qu'il fabriquait à 30 francs les 50 kilog.

Le rapport du *général Bugeaud*, du 18 avril 1840, le fixe à 37 fr. 50 c.

Est-il possible que le prix de revient du sucre indigène, au lieu de diminuer depuis 1836, ait augmenté, lorsqu'aucun moyen de perfectionnement ne lui a manqué, lorsque la chimie, la mécanique, des ouvriers habiles sont venus successivement à son secours?

Assurément non; et on ne saurait admettre le prix de revient du général Bugeaud.

C'est faire une concession assez grande aux fabricants indigènes que de supposer leur prix de revient stationnaire, et n'ayant pas diminué depuis l'enquête de 1836 et le rapport de la commission, qui le fixaient à 35 fr. en fabrique.

On a évalué le transport des fabriques à Paris à 8 fr. 50 c.

M. *Ducos*, dans son rapport du 2 juillet 1839 (pages 44 et 45), M. *le général Bugeaud*, dans son rapport du 18 avril 1840, fixent à 4 francs la différence de prix et de qualité entre le sucre indigène et le sucre colonial. M. *Dumon*, dans la séance du 11 mai, se livre à des calculs basés sur des documents officiels, et d'où il résulte que cette différence est de moins de 2 francs; aujourd'hui il n'y a plus aucune différence.

M. *le général Bugeaud* fixe à 7 fr. 87 c. la tare, commission, escompte, du croire bon poids (12 p. 100) sur 126 francs.

J'admets ce chiffre, quoique M. Bignon en ait démontré l'exagération :

Total : 45 fr. 75 c.

Le prix de revient du sucre colonial, dans nos entrepôts maritimes est de 40 fr. au moins.

On évalue à 5 francs par 50 kilog. le prix du transport, déchet, etc., etc., des ports de mer à Paris : total 45 francs.

Il n'y aurait donc, entre le sucre colonial à 45 fr. et le sucre indigène, dont j'ai fixé le prix à 45 francs 75 cent., en acceptant toutes les évaluations du général Bugeaud, moins deux, que j'ai démontrées inacceptables, qu'une différence de quelques centimes.

Le sucre indigène est donc en état de lutter contre le sucre colonial, à égalité de droits; et il jouit
encore d'un privilége de 22 fr. ! (1).

On voit que la situation respective des deux sucres
est telle, que, grâce à la protection de la loi du 3
juillet 1840, le sucre indigène, qui ne devait venir
qu'*en deuxième ligne* sur le marché français, y vient
en première ligne;

Que les prix de vente, ruineux pour les colonies,
sont des prix satisfaisants pour le sucre indigène, et
que le sucre colonial est obligé ou de déserter le marché français, quand l'état des marchés étrangers le
lui permet, ou de se placer *à tout prix* sur le marché
français. En sorte que l'expulsion définitive du sucre
colonial et la ruine des colonies sont inévitables, si
la législation ne se hâte de retirer au sucre indigène
la protection inique qu'elle lui a accordée jusqu'à présent au mépris du pacte colonial, au mépris du principe
d'égalité qui devait régir deux produits nationaux !

Ce n'étaient pas là les prophéties des fabricants du
sucre indigène !

Suivant eux, tout impôt sur le sucre de betterave
devait entraîner la ruine de leur industrie.

Ils se sont opposés, en 1832, à un impôt de 5 fr.
par 100 kil.

______

(1) Un grand nombre de fabricants reconnaissent qu'ils sont en
état de supporter l'égalité des droits. — Le prix de revient a donc
été exagéré, du moins en ce qui les concerne.

En 1837, à un impôt de 10 et 15 fr.

En 1840, ils ont prédit que l'impôt de 25 fr. serait leur mort !

Le 10 avril 1836, M. *Crespel* déclarait, devant la commission de la Chambre des Députés, que l'établissement *d'un droit* aurait pour résultat de détruire l'industrie indigène; que, quant à lui, il fermerait toutes ses fabriques en France et les transporterait à l'étranger (1).

M. *Charbonneau*, fabricant du département de la Drôme (2) : « Aucune fabrique ne pourra supporter « l'impôt. »

« Tous les fabricants du département du Nord « affirmaient que l'impôt serait la mort de la plupart « des fabriques; sur 400, il n'en résisterait peut-être « pas quinze des plus anciennes, et de celles qui « sont placées dans les conditions les plus favora- « bles (3). »

Un droit de 10 et 15 fr. a été établi par la loi du 18 juillet 1837. Le droit de 10 fr. a été perçu à partir du 1er juillet 1838; le droit de 15 fr. à partir du 1er juillet 1839. Et je vois dans les tableaux de l'administration des contributions indirectes, que le nombre des fabriques, au lieu de se trouver réduit à 15, était

(1) Rapport de M. Dumon, page 105.
(2) Idem, page 136.
(3) Idem, page 144.

de 532, en 1837, année qui a suivi les prédictions. De 575, en 1838, année où l'on a perçu le droit !

Je vois également, par les tableaux nominatifs, que M. *Crespel* possède toujours ses belles fabriques dans divers départements, et qu'il n'en a transporté aucune à l'étranger !

En 1840, les prédictions se sont fait entendre plus nombreuses et plus sinistres.

M. *Delespaul*, député du Nord (1) : « L'augmenta « tion du droit amènera pour le sucre indigène em- « barras, désastre et misère. »

M. *Gautier-Rumilly*, député de la Somme : « Vous « allez imposer au sucre indigène une mort lente. »

M. *Marion*, député de l'Isère (2) : « On sait mainte- « nant, à n'en pas douter, que la moindre aggravation « de l'état existant ira frapper au cœur une industrie « qui serait à jamais exclue du sol de France.

« Ce serait son arrêt de mort ! »

M. *Saubat*, député de l'Isère (3) : « Le vote d'hier a « tué 300 fabriques. »

Le général Bugeaud, rapporteur, parlant au nom de la commission, dans la séance du 9 mai : « Nous « sommes parfaitement convaincus que l'industrie

(1) *Moniteur*, page 947.
(2) Idem, page 932.
(3) Idem, page 1034.

« indigène ne peut pas vivre au chiffre de 25 fr. Ce
« n'est pas *légèrement* que nous avons acquis cette
« conviction; il y a trois mois que nous travaillons
« à la former. Nous sommes convaincus que l'adop-
« tion de ce chiffre ne serait pas seulement la ruine
« de quelques industries, d'un grand nombre de
« fabriques, mais que ce serait la ruine de presque
« toutes! »

Le chiffre de 25 fr. a été adopté.

Les *états officiels des contributions indirectes* constatent
qu'au mois d'avril 1840, époque du rapport du général Bugeaud, il existait 421 fabriques ayant produit
dans la campagne de 1839 à 1840, 22,974,182 kil.

Et qu'il existait 414 fabriques, ayant produit dans
la campagne de 1841 à 1842 31,234,954 kil.

En sorte que si sept fabriques, les moins favorable-
ment situées, ont cessé de produire, les 414 restant
ont donné une grande extension à leur production depuis la loi du 3 juillet 1840, et qu'en définitive les
produits ont augmenté de 8,260,872 kil.

On conviendra que la Commission de 1840 et son
rapporteur n'avaient pas le don de prophétie; que leur
conviction, *quoiqu'ils aient travaillé trois mois à la former,*
s'est formée trop *légèrement;* qu'ils ont accueilli des
déclarations intéressées et suspectes avec une trop
facile crédulité!

Les fabriques qui ont résisté à l'impôt de 27 fr.
50 c., soit en le payant en entier, soit en échappant

par la fraude à une partie de l'impôt, sont en général établies dans les situations les plus avantageuses, et leur concurence privilégiée finirait par être mortelle pour le sucre colonial.

TROISIÈME CAUSE, RÉDUCTION DE LA SURTAXE SUR LE SUCRE ÉTRANGER.

Une dernière cause concourt à la ruine des colonies, c'est la réduction de la surtaxe, et par suite l'introduction en France d'une quantité notable de sucres étrangers.

Les sucres des colonies espagnoles de Cuba et de Porto-Rico sont protégés par un tarif véritablement prohibitif; ils ne paient en Espagne que 17 fr., tandis que les sucres étrangers paient 60 fr.

La Hollande assure également sa consommation intérieure au sucre de sa belle colonie de Java, en frappant de droits prohibitifs les sucres étrangers.

Le sucre indigène est inconnu en Angleterre; la loi anglaise, dans l'intérêt de ses colonies et de sa marine, l'a tué avant qu'il songeât à naître.

Il existe, en effet, un acte du Parlement anglais du 15 juillet 1837, qui établit sur le sucre de betterave le même droit que sur le sucre colonial, et qui dans son extrême prévoyance, va jusqu'à régler le mode d'exercice pour la perception du droit.

Un nouvel acte du Parlement, du 2 juillet 1839, étend au sucre de pomme de terre et à tous autres sucres les dispositions de l'acte du 15 juillet 1837.

Non-seulement la loi anglaise a proscrit la concurrence du sucre indigène, mais elle a empêché la concurence du sucre étranger par une surtaxe prohibitive de plus de 100 fr. par 100 kil-; surtaxe qui a constamment été maintenue depuis vingt-cinq ans, et récemment encore en 1841, après une longue et solennelle discussion, par le Parlement d'Angleterre !

En France, la loi du 27 juillet 1822 avait fixé à 50 fr. par 100 kil. la surtaxe sur les sucres étrangers. La loi du 26 avril 1833 l'avait réduite à 40 fr. La loi du 3 juillet 1840 l'a réduite à 20 fr.

L'effet de cette réduction a été l'introduction de quantités toujours croissantes de sucre étranger, qui sont venues ajouter à l'encombrement produit par le sucre colonial et le sucre indigène, et ont contribué à l'avilissement du prix.

Si le sucre indigène disparaissait, il se manifesterait au vuide, que le sucre étranger est appellé à remplir, le sucre colonial ne suffisant pas à la consommation de la France.

Mais s'il entre dès à présent des quantités notables de sucre étranger, quoique les prix soient excessivement bas, nul doute qu'il n'entrât des quantités plus considérables, quand la suppression du sucre indigène aurait eu pour résultat nécessaire de relever les prix.

Il ne faut pas oublier que le sucre de Cuba, de Portorico, du Brésil (1), se produit à meilleur marché que le sucre des colonies françaises.

Que l'infériorité de nos colonies, tient à la nature de leur sol moins riche que le sol du Brésil et des colonies espagnoles.

Qu'elle tient surtout au régime économique que la France lui a imposé, dans l'intérêt de son agriculture, de sa marine, de son commerce, de son industrie.

Que ce régime renchérit ses frais de production.

Qu'il leur est dû, par une juste réciprocité, une protection que la France accorde, d'ailleurs, à toutes les productions françaises.

Enfin qu'il sera toujours temps d'abaisser la surtaxe sur le sucre étranger, si le prix du sucre colonial s'élevait au-delà du prix rémunérateur.

(1) On évalue à 15 et même à 12 leur prix de revient.

CHAPITRE III.

Interdiction, avec indemnité, de la fabrication du Sucre indigène, seul remède efficace.

SOMMAIRE.

Toute tentative d'équilibrer les deux productions impuissante. — Incompatibilité des deux sucres. — Le sucre indigène n'a rendu aucun service à l'agriculture. — L'industrie sucrière est manufacturière et non agricole. — Elle est concentrée dans un petit nombre de départements. — Le sucre colonial est pour ainsi dire la seule production de nos colonies. — Sacrifier le sucre colonial serait leur arrêt de mort

---

Après avoir signalé la situation du sucre colonial et les causes permanentes de cette malheureuse situation, il me reste à démontrer que le seul remède efficace est : l'interdiction, *avec indemnité de la fabrication du sucre indigène.*

Je ne la demanderais pas, si le sucre indigène et le sucre colonial pouvaient co-exister; mais je suis convaincu que leur co-existance est impossible; qu'il est impossible d'établir entre eux un équilibre qui leur assure à l'un et à l'autre un placement avantageux.

A l'appui de mon opinion, j'ai l'expérience de tentatives infructueuses, l'opinion des amis et des adversaires du sucre colonial, les raisons et les calculs les plus concluants.

Depuis 1837, on cherche à établir l'équilibre entre le sucre indigène et le sucre colonial.

Voyons comment on y a réussi.

La loi du 18 juillet 1837 frappait le sucre indigène d'un droit de 10 fr., à partir du 1er juillet 1838, et de 15 fr., à partir du 1er juillet 1839.

Le droit a-t-il établi l'équilibre?

Le prix du sucre colonial tombé à 55 fr. en 1839;

Les arrêtés des gouverneurs de la Martinique et de la Guadeloupe des 15 et 27 mai 1839, qui autorisent la sortie du sucre de ces colonies, par tout pavillon et pour toute destination; l'ordonnance du 21 août 1839, qui dégrève le sucre colonial de 13 fr. 20 c., démontrent que la loi du 18 juillet 1837 n'avait pas atteint son but.

Il a fallu recourir de nouveau à la législation.

La loi du 3 juillet 1840 a élevé le droit sur le sucre indigène à 25 fr.

Ce droit, qui devait *tuer* le sucre indigène, n'a pas même arrêté son essor. — La production de 1839 à 1840 avait été de 22,974,182 kil. La production postérieure à la loi, de 1840 à 1841, a été de 26,174,547 (1).

Ce droit, qui devait rétablir l'équilibre entre le sucre indigène et le sucre colonial, n'a pas empêché le sucre colonial de tomber au prix ruineux de 52 fr., 5 francs plus bas que les prix qui avaient déterminé l'ordonnance de dégrèvement.

M. *Ducos*, dans son rapport du 2 juillet 1839, déclarait que l'équilibre entre les deux sucres était *impossible*, et indiquait comme seule solution, *l'interdiction de la fabrication indigène* (2).

MM. *Lacave-Laplagne* et *Duchâtel*, ont également reconnu l'impossibilité d'un équilibre, d'une transaction entre les deux sucres.

Dans la séance du 9 mai 1840, M. *Duchâtel* a dit : « Une transaction n'aura que des inconvénients ; elle n'aura pas même une utilité momentanée ; et bientôt vous vous verrez forcés de porter remède à une crise, après avoir lésé gravement tous les intérêts. »

---

(1) Elle a été, dans la campagne de 1841 à 1842, de 31,234,954, et tout annonce que la campagne actuelle donnera des produits plus considérables.

En effet, les trois premiers mois de la campagne de 1841 à 1842, septembre, octobre et novembre, n'avaient donné que. .   8,365,205

Les trois premiers mois de la campagne de 1842 à 1843, septembre, octobre et novembre, ont donné. . . . 10,631,618

(2) Pages 55 et 56.

Dans la séance du 7 mai, M. *Lacave-Laplagne* : « Je conçois très-bien que lorsqu'on a à s'occuper de cette importante question, on cherche une solution dans une transaction entre les deux industries. Cette idée se présente naturellement aux esprits; cette illusion, je l'ai partagée : je ne l'éprouve plus, et je vais dire pourquoi, etc.

« On pourra peut-être encore, par des combinaisons de tarifs, par des balances plus ou moins péniblement élaborées, par des compensations de prix de revient, gagner du temps, mais on ne fera que reculer les difficultés, augmenter les pertes supportées par le pays; on pourra éloigner pour quelque temps la nécessité de choisir; mais je ne conçois pas cela, je ne trouve pas que ce soit là gouverner; car *gouverner, c'est savoir et oser choisir.*

« Ce que je dis ici, d'autres l'ont dit, et dans toutes les opinions; beaucoup de ceux qui ne le disent pas, le pensent; je pourrais peut-être dire tous. Celui qui l'a dit le premier à ma connaissance, et j'avoue que que j'ai été ébranlé dans mon opinion de la possibilité d'établir un équilibre, c'est M. *Mathieu ds Dombasle.* » Dans une publication de décembre 1837, se trouve cette phrase : « Ce serait une véritable chimère que de vouloir, par une législation quelconque, établir l'équilibre entre les produits des deux origines. »

Je pense, avec MM. Duchâtel, Lacave-Laplagne et Mathieu de Dombasle, que cet équilibre est une chimère, après laquelle on continuerait vainement à courir.

En effet, il faudrait tout d'abord déterminer, d'une manière positive, les prix de revient de chaque produit. La différence entre les prix de revient serait ensuite compensée par des droits différentiels.

Mais si, de l'aveu de tout le monde, il est impossible de déterminer, d'une manière rigoureuse, les prix de revient, il est impossible de fixer, par un tarif exact, le droit qui établirait l'équilibre.

Si on y parvenait par hasard, ou par des calculs approximatifs, on n'aurait obtenu qu'un succès momentané. M. *Stourm*, député de l'Aube, et défenseur habile du sucre indigène, l'a reconnu :

« Les rapports qu'on aura déterminés aujourd'hui entre les deux industries auront cessé d'exister demain. Il se sera à peine écoulé quelques mois, que votre impôt sera reconnu ou trop fort ou trop faible. Pour faire quelque chose de durable, il faudrait rendre les deux industries complétement stationnaires. Mais chaque jour la fabrication et la culture font des progrès ; elles procèdent avec plus de simplicité, plus d'économie ; la science met à leur disposition des moyens plus expéditifs et plus puissants. Toutes ces circonstances font varier le prix de revient. Le moindre changement introduit en France ou dans les colonies apporte une modification dans les proportions établies. »

« Ne voyez-vous pas, a dit M. de *Lamartine* (1), dans son langage si pittoresque et si élevé, ne voyez-vous pas que la moindre déviation dans l'ordre des saisons, l'abondance ou la disette, le rendement si incertain, le moindre perfectionnement dans la fabrication du sucre indigène ou du sucre colonial, dérangeraient sans cesse l'équilibre, et que le niveau de la balance serait continuellement mobile et continuellement déplacé ? »

« Le gouvernement, a dit M. *Wustemberg,* dans le discours remarquable qui a ouvert la discussion (2) sur la loi du 3 juillet 1840, le gouvernement, dans le système de l'équilibre, serait condamné à jouer un rôle singulier et affligeant. Sa mission serait de surveiller les progrès de la production indigène et coloniale, afin de les arrêter ; il exercerait une sorte de compression légale. Toutes les fois que par un progrès quelconque l'une des deux industries tendrait à se développer, le gouvernement serait là pour lui dire : « Vous allez trop vite, je vous force à vous arrêter. »

« Les tarifs seraient condamnés à une mobilité perpétuelle, il faudrait les modifier sans cesse, pour agir sur les industries et rétablir l'équilibre rompu. »

La question, restant toujours pendante, se reproduirait d'année en année dans les mêmes termes.

(1) Séance du 9 mai.
(2) Séance du 5 mai.

Les inquiétudes qui existent en France et aux colonies se perpétueraient.

Aux colonies, on n'améliorerait rien, parce qu'on ne serait sûr de rien. En France, les capitaux se retireraient d'une spéculation constamment menacée (1).

Tels sont les résultats nécessaires des transactions proposées, de l'équilibre essayé, et il faut dire que si l'industrie indigène a éprouvé quelque dommage, que si l'élévation du tarif a fermé quelques fabriques placées dans de mauvaises conditions, le sucre colonial a souffert et a dû souffrir bien davantage.

Si le tarif penche du côté du sucre colonial, il n'en peut profiter pour accroître sa production, qui est, jusqu'à un certain point, limitée par le peu d'étendue du sol cultivable de nos colonies. La production du sucre indigène, au contraire, est illimitée.

On a dit (2) « qu'un arrondissement suffirait pour approvisionner la France, un département pour approvisionner l'Europe et peut-être le monde. »

En sorte que, si le tarif vient à pencher de son côté, la production ne tarde pas à s'accroître et à encombrer le marché métropolitain.

Le mode de perception vient encore favoriser le

(1) Opinion de M. Stourm.
(2) M. Dumon.

sucre indigène; le sucre colonial paie la totalité du droit, la douane ayant des procédés qui ne permettent pas de fraude importante, tandis qu'il s'exerce une fraude considérable sur le sucre indigène, malgré la plus active surveillance des contributions indirectes.

Toute tentative de transaction et d'équilibre, est désastreuse pour le sucre colonial et le conduit à une ruine prochaine.

En vain cite-t-on les tarifs qui ont pour but d'équilibrer nos industries nationales avec les industries étrangères.

Ces citations sont ici sans aucune application, parce que la concurrence ne s'établit pas entre deux industries, une française et l'autre étrangère; mais, entre deux productions françaises, qui ont également droit à la sollicitude et à la protection de la France, parce qu'on peut, sans inconvénient, faire pencher la balance en faveur de l'industrie indigène, quand elle a pour concurrent une industrie étrangère; parce qu'on ne le peut pas sans injustice, quand elle a pour concurrent une industrie nationale.

Une autre raison rend impossible la co-existence des deux industries; c'est l'excédent des deux productions réunies sur la consommation.

Il est vrai qu'on oppose à ce fait une prévision, l'espoir que la consommation augmentera.

Je réponds qu'il est à craindre que la production indigène n'augmente dans une proportion beaucoup plus forte.

Que si les Anglais consomment environ 200,000,000 kilog. (1) pour une population de 25,000,000 d'ames, c'est-à-dire environ 8 kilogrammes par tête, il n'est pas étonnant que la France ne consomme que 100 ou 120,000,000 kilogrammes pour une population de 33,000,000 d'âmes, c'est-à-dire environ 3 kilog. à 3 kilog. 1/2 par tête.

On sait que c'est surtout l'usage des boissons chaudes qui propage le goût et le besoin du sucre, et qu'il est populaire en Angleterre, comme l'usage du vin en France; que cette différence s'explique naturellement par le régime d'alimentation, si divers dans les deux pays.

Si la quantité du café consommé est à peu près la même, il n'en est pas ainsi du thé, qu'on appelle avec raison le *grand véhicule* de la consommation du sucre.

En France, nous consommons de 150 à 200,000 k. de thé, tandis que les Anglais en consomment de 13 à 14,000,000, c'est-à-dire 86 fois d'avantage!

En résumé, des tentatives pour établir un équilibre entre le sucre colonial et le sucre indigène ont été faites à différentes reprises, et elles ont échoué. Pour

(1) *Bristish almanach of the Society for the diffusion of useful know ledge·* — Président, lord Brougham.

fixer avec exactitude le droit qui établirait cet équili-
bra, il faudrait connaître le véritable prix de revient
des deux sucres et on ne le connaîtra jamais. Le prix
de revient est, par sa nature, d'une telle mobilité,
qu'il faudrait sans cesse réviser les tarifs. Le gouvernement, au lieu d'encourager les deux industries, serait
condamné à les comprimer sans cesse, dans la crainte
que l'une, en prenant son essor ne portât préjudice à
l'autre, et que l'équilibre ne fût rompu.

Enfin la consommation de la France étant inférieure
à la production coloniale et à la production indigène
réunies, il est impossible qu'elles continuent à co-exister.

Un expédient avait été imaginé et formulé en amendement dans la dernière session :

La consommation de la France étant évaluée à
120,000,000 de kilog.;

La production coloniale, à 80,000,000 de kilog.

On proposait de limiter la production indigène à
40,000,000 de kilog.

La Chambre rejeta l'amendement, quoiqu'il expri-
mât et précisât l'intention déclarée par le président du
conseil, par le rapporteur et par tous les partisans du
projet de la comission.

Mais le président du conseil du 1ᵉʳ mars lui-même,
fut obligé de reconnaître : « Qu'on ne peut pas tenir
deux industries en équilibre d'une manière absolue;
qu'on ne peut pas élever un *mur* entre le sucre

de betterave et le sucre des colonies, et dire : —
Vous mettrez 80,000,000 kilog. de ce côté, vous
40,000,000 kilog. et l'équilibre sera maintenu. » Il
ajoutait : « Que le sucre de betterave pousserait le sucre de canne, qui, à son tour, pousserait le sucre de
betterave. »

Ces paroles étaient la condamnation de son système
de pondération et d'équilibre. Le sucre de betterave ne
payant pas les mêmes droits que le sucre des colonies,
une portion notable du sucre de betterave échappant
au droit par la fraude, le sucre des colonies a été
poussé hors du marché métropolitain, ou forcé, pour
s'y maintenir, de baisser ses prix.

La ruine du sucre colonial, tel est donc le résultat
définitif d'une prétendue transaction où l'une des deux
parties a été complètement sacrifiée à l'autre, d'un
prétendu équilibre, impossible à établir, et qui, en
réalité, n'a rien équilibré.

Une loi qui décréterait *l'égalité des droits* serait un
remède tardif; elle ne rétablirait point l'équilibre
entre les deux productions, et ne ferait qu'ajourner la
ruine du sucre colonial.

Il en eût été autrement, si, comme en Angleterre,
l'égalité eût été décrétée avant l'apparition du sucre
indigène :

Il n'aurait jamais songé à naître.

Mais maintenant qu'il existe, l'égalité des droits
(écrite dans la loi) ne suffirait pas pour le détruire.

C'est que la loi serait une lettre morte, et n'atteindrait jamais la totalité de la production indigène.

Il parait certain qu'elle n'en atteint pas actuellement plus des deux tiers.

Si la loi portait le droit à 45 fr., la fraude recevrait une excitation nouvelle; la moitié peut-être de la production s'en affranchirait; et le sucre colonial, quand même il n'aurait plus à lutter contre le privilége, succomberait devant la fraude.

S'il n'est pas possible d'équilibrer les deux industries, si elles ne peuvent vivre et prospérer ensemble; en un mot, si l'une doit être sacrifiée à l'autre......

Il reste à examiner laquelle doit être sacrifiée. Je ne dirai point que l'industrie coloniale est la plus ancienne, et qu'à ce titre elle doit être préférée à l'industrie indigène; je ne répéterai point, que la métropole ne saurait, sans violer le pacte colonial, forcer les colonies à recevoir les produits du sol et de l'industrie métropolitaine, et refuser de recevoir les produits coloniaux; leur ôter le marché métropolitain, quand elle leur interdit les marchés étrangers.

Mais, sans renoncer à demander l'exécution d'un contrat que M. le président du conseil du 1er mars appelait un *contrat sacré*, je vais examiner si la France, fût-elle libre de donner la préférence au sucre indigène, ne devrait pas donner la préférence au sucre colonial ?

Le sucre indigène a toujours présenté son existence comme liée à l'existence de l'agriculture. L'agriculture est le puissant auxiliaire qui doit le couvrir de son égide protectrice, en retour de tout ce qu'il prétend avoir fait pour elle.

La betterave promettait d'opérer une révolution dans l'agriculture, sur toute la surface de la France ; d'ajouter une sucrerie à chaque exploitation rurale ; de varier les assolements et de préparer d'abondantes moissons de céréales ; de doubler la valeur vénale et locative des terrains ; de multiplier les engrais ; de favoriser l'élève des bestiaux ; d'augmenter la population et d'améliorer son sort. Grâce à elle, les consommations de toute nature et les impôts indirects devaient s'accroître.

Tel est le riche actif que la betterave a porté dans son bilan ; tel est le tableau où des mains amies ont groupé ses promesses.

Je vais faire voir que les promesses étaient trompeuses ; le tableau singulièrement flatté.

Il faut remarquer, en premier lieu, que la culture de la betterave est nécessairement restreinte dans les bornes de la consommation.

Voyons quelle est la quantité de terrain qu'il faudrait cultiver en betterave, si le sucre colonial était banni des marchés métropolitains, et que le sucre indigène y régnât sans partage ; en un mot, s'il avait à fournir seul la consommation de la France, évaluée à 120,000,000 de kil. ?

Je lis dans l'*Exposé des motifs*, du 4 avril 1836, page 15 :

« La superficie cultivable du sol est de 33 millions d'hectares.

« Combien y avait-il d'hectares plantés en betteraves, en 1828 ?

« 3,130 hectares.

« Combien y en a-t-il, aujourd' hui, que le sucre indigène a envahi le tiers de la consommation ?

« 16,700 hectares.

« Supposons que le sucre indigène ait déjà envahi toute la consommation, nous n'aurions que 48,000 hectares cultivés en betteraves, c'est-à-dire 1/689ᵉ de la surface cultivable.

« Nous allons plus loin.

« La consommation en France est de 3 kil. par tête; en Angleterre, elle est de 7 kil.; admettons 10 kil. par tête (et pour faire une pareille concession il faut présupposer dans les habitudes de la population une révolution alimentaire, qui peut-être ne se réalisera que dans un siècle, si jamais elle se réalise), en sera-t-on beaucoup plus avancé ?

« Les plantations de betteraves n'occuperaient encore que 1/288 du sol cultivable, ou 3 hect. 11 cent. par commune. »

Cette culture ainsi bornée sera-t-elle, comme on l'annonce, répartie un jour indistinctement sur toute la surface du sol ?

Voici quel était au 1er décembre 1842 l'état de situation de l'industrie du sucre indigène :

Le nombre de fabriques qui ont travaillé dans la campagne 1841 à 1842, a été de 414.

La production de la campagne de 31,234,954 kil.

Le nombre des fabriques, dans les quatre départements du Nord, du Pas-de-Calais, de l'Aisne et de la Somme, de 222.

La production dans ces quatre départements, de 26,967,606 kil.

Dans trente-huit autres départements, qui comptaient 92 fabriques, de 4,267,348 kil.

Les quatre départements du Nord possèdent plus des trois quarts des fabriques, et produisent les 7/8e de la totalité de la production.

Le département du Nord y figure pour plus de moitié : 15,334,063 kil.

Les deux arrondissements de Lille et de Valenciennes, qui ont produit 11,483,811 kil., y figurent à eux seuls pour plus d'un tiers !

Si dans l'*Exposé des motifs* du 4 janvier 1837.

Si dans l'enquête de 1837, on pouvait encore concevoir quelques doutes,

Ces doutes ne sont plus permis aujourd'hui.

Cinq ans viennent de s'écouler, et l'industrie tend chaque jour à se concentrer davantage dans les départements du Nord. Les fabriques établies dans les autres départements, languissantes et éphémères, disparaissent pour la plupart après d'infructueux essais.

Envain les fabricants ont-ils répondu, par l'organe du général Bugeaud (1) : « Que cette agglomération était accidentelle, et que la production ne tarderait pas à s'étendre sur toute la surface de la France. »

Le passé ne permet pas de croire aux promesses pour l'avenir,

L'agglomération continuera, parce qu'elle tient à des causes permanentes :

La fertilité des terrains, le bon marché des combustibles dans les départements du Nord; le voisinage de Paris et de la mer etc., etc.

C'est ce que démontre de la manière la plus concluante M. le comte d'Argout, dans son rapport du 6 juillet 1837, pages 16, 17 et 18.

On peut également donner comme certain que l'industrie manufacturière ne se transformera point en industrie ménagère et agricole.

D'abord, existe-t-il des fabriques ménagères? dans le rapport déjà cité, M. le comte d'Agout répondait :

« En 1836, l'administration s'est livrée aux recher-

____

(1) Rapport du 18 avril 1840.

ches les plus actives; elle a mis tous ses agents en campagne, elle a fait faire les plus minutieuses perquisitions.

« Tout ce qu'elle a pu découvrir, c'est qu'une douzaine d'essais avaient été tentés, et qu'ils avaient complètement échoué; deux petites fabriques ménagères seulement avaient survécu, et elles végétaient dans un état misérable. »

Aujourd'hui, en 1843, il n'en existe pas une; ou, pour être plus exact, il n'en existe qu'une appartenant à M. Mathieu de Dombasle; *fabrique-école*, qui n'a pas eu l'utilité que s'en promettait son fondateur, les procédés qu'on y emploie n'ayant pas été adoptés par l'industrie.

Si la production a pu s'élever en France au point où elle s'est élevée, sans que la fabrication ménagère soit parvenue à se faire jour et à prendre la moindre consistance, n'est-il pas évident qu'elle n'y parviendra jamais?

Nous ne sommes plus au temps où chaque famille de cultivateurs filait sa laine, tissait son chanvre, fabriquait ses ustentiles, ses chaussures, ses vêtements et construisait sa demeure. La civilisation n'a-t-elle pas amené la division du travail, qui sans cesse tend à se subdiviser encore?

De nos jours les cultivateurs n'ont-ils pas renoncé aux féculeries, dont les procédés sont simples et faciles, et dont le bénéfice était certain?

Viendraient-ils se charger d'une fabrication compliquée, hasardeuse, qui exige une attention soutenue, et dans laquelle la moindre inadvertance peut faire aigrir les sirops et convertir le sucre en une mélasse sans valeur? Comment d'ailleurs soutiendraient-ils la concurrence des fabricants? Des presses grossièrement façonnées peuvent-elles produire le même effet que des machines puissantes, construites d'après les procédés de l'art?

Une grande partie du jus de la betterave ne serait-elle pas perdue? Des instruments imparfaits et de petite dimension détermineraient une grande déperdition de sirop; ils exigeraient une plus grande consommation de combustibles; le noir animal, acheté en détail, coûterait plus cher; les accidents seraient plus nombreux. Comment d'ailleurs ces familles agricoles parviendraient-elles à acquérir ces connaissances chimiques, cette science des machines, ces habitudes d'observation, cet aplomb manufacturier, qui concourent nécessairement à perfectionner la fabrication? Si la production ménagère pouvait exister, son lot serait l'impuissance de tout perfectionnement; elle serait condamnée à ne fournir que des produits de la plus basse qualité aux prix les plus élevés. Croire que l'industrie la moins éclairée, la moins habile, la plus dispendieuse pourrait l'emporter, c'est donner un démenti à l'histoire de toutes les industries des pays civilisés (1).

(1) Rapport de M. Dumon, du 6 juin 1837, page 15. — Rapport de

J'ai suffisamment établi que la betterave n'a pas réalisé les promesses qu'elle avait faites; qu'elle ne s'est point disséminée sur toutes les parties du sol de la France, s'identifiant partout avec l'agriculture, et partout la vivifiant; qu'elle s'est, au contraire, concentrée dans quelques départements, dans quelques arrondissements de la région du Nord.

Voyons si là, du moins, elle a procuré les inappréciables avantages que ses admirateurs annonçaient avec une emphatique assurance.

Elle devait *varier les assolements*. Le contraire a eu lieu dans le département du Nord et dans le Pas-de-Calais. Les anciennes rotations de culture ont été restreintes ou supprimées. M. Crespel lui-même a déclaré que certains terrains étaient plantés en betterave depuis dix années consécutives. Le besoin d'économiser les transports et d'abréger les distances l'a emporté sur l'utilité des assolements. La culture du *colza*, si lucrative pour le Nord, y a grandement diminué. Pareille chose est arrivée pour l'*orge*, à en croire du moins les brasseurs de Valenciennes, qui, dans une pétition adressée au ministre du commerce, se sont plaints de ce qu'ils appelaient l'accaparement des terres par les cultivateurs de betterave.

On lit dans d'autres pétitions du département du Nord, revêtues de beaucoup de signatures d'a-

M. Dumon, du 8 mai 1837, pages 103 et 111. — Rapport de M. le comte d'Argout, du 8 juillet 1837, page 23.

griculteurs de Lille , Roubaix , Turcoing , Armen-
tières , etc. :

« L'industrie du sucre indigène est fatale à *l'agriculture*, car elle enlève aux *céréales* une immense quantité
de terrains, qui lui seraient bien nécessaires dans les
années peu fertiles. »

La masse des *engrais* s'est-elle augmentée? La culture de la betterave a-t-elle produit plus d'engrais
qu'elle n'en a absorbés? Apparemment non, puisque
M. Blanquet et plusieurs autres fabricants ont formellement déclaré, dans les enquêtes parlementaires :
« Que le renchérissement avait été si considérable ,
que la charretée de fumier à quatre colliers, qui se
vendait 5 fr., était montée au prix de 20 fr. »

Quelle a été l'influence de la betterave sur *l'élève des
bestiaux ?*

Une pétition du commerce de Dunkerque à la Chambre des pairs établit : « Quelle en a diminué le nombre
dans le département du Nord (celui où la fabrication
du sucre a pris le plus de développement); on rompt
les pâtures pour y planter des betteraves, au point que
l'importation des bestiaux venant de l'étranger y augmente tous les jours. »

Les états des douanes confirment les faits avancés
dans la pétition.

Dans l'année 1832, il n'était entré par la frontière
du Nord que 1,422 bœufs , 6,352 vaches et 20,107
moutons.

Tandis qu'en 1836, les importations se sont élevées à 2,886 bœufs, 9,618 vaches et 71,037 moutons.

Il est vrai qu'il y a eu une augmentation assez considérable sur *les prix de location*, et que les prix de vente des terrains ont suivi la même progression.

Mais ou aurait tort de supposer que l'élévation du loyer des terrains sera permanente ; cettte élévation a pour unique cause le bénéfice qu'assure au sucre indigène la prime ou différence entre l'impôt qu'il paie et l'impôt payé par le sucre colonial.

Que cette prime disparaisse, et les loyers baisseront à leur ancien niveau (1).

Cette élévation est donc purement artificielle, et c'est l'état qui en fait les frais.

Le rapport de M. le comte d'Argout du 6 juillet 1837, que je ne me lasse pas de citer, et que personne ne se lassera de lire, parce qu'il contient les documents les plus importants, présentés avec une clarté et une méthode parfaites, établit, aux pages 19, 20, 21, 30, 31, 32 et 33, que depuis que la betterave a pris un grand développement dans la région du Nord, la population ne s'y était pas ac-

____

(1) C'est précisément ce qui est arrivé pour la culture du tabac dans les pays qui ont été séparés de la France en 1814, après la suppression du monopole, qui donnait un grand prix à cette nature de plantation.. Les locations, qui avaient considérablement augmenté, ont également baissé à leur ancien niveau.

crue d'une manière plus sensible que dans le reste de la France.

L'augmentation des produits de l'*enregistrement*, qui avait été de 20 pour cent, de 1831 à 1836, pour toute la France, n'a été que de 16 pour cent dans les cinq départements du Nord.

Les *boissons* ont donné une augmentation de 24 pour cent, et les taxes diverses se sont améliorées de 32 pour cent dans toute l'étendue du royaume. La moyenne de ces augmentations, dans les cinq départements du Nord, n'a pas dépassé 23 pour cent pour les boissons et 17 pour cent sur les taxes diverses.

Beaucoup d'usines se trouvent encore dans une situation gênée et périclitante. Des sommes considérables ont été dépensées en essais infructueux, en changements de machines et de procédés. Beaucoup de fabricants ont fait de mauvaises affaires, plusieurs ont failli ; des manufactures ont été vendues, les usines récemment établies sont encore incertaines de leur avenir ; la grande majorité des exploitations existantes n'a point encore amorti la première mise de fonds ; l'ensemble du bénéfice est modique à raison de la dépréciation progressive du prix des sucres.

En récapitulant les faits qui précèdent, le rapport conclut : « Que l'industrie du sucre indigène, non-seulement n'a procuré ni à la France, ni même aux départements dans lesquels elle s'est concentrée, les brillants avantages qu'elle avait promis ; mais encore qu'elle a bien peu profité elle-même de la protection exorbitante qui lui avait été accordée; et enfin, que les dédommagements promis au trésor étaient entièrement illusoires. »

Les faits qui sont survenus depuis le rapport du 6 juillet 1837 ne peuvent, en aucune manière, modifier cette conclusion, qui, vraie en 1837, n'a pas cessé de l'être en 1843.

L'interdiction de la fabrication du sucre de betterave ne causerait, comme je l'ai déjà démontré, aucun dommage à l'agriculture.

D'ailleurs, la culture étant locale (1), ce serait un dommage local. L'agriculture générale du pays n'en serait nullement affectée.

Il arriverait que les départements où elle a établi son siège reviendraient au colza, à l'orge, aux céréales; qu'ils continueraient à être, comme avant la culture de la betterave, les départements les plus riches et les plus florissants de la France.

Quant aux colonies, M. Lacave-Laplagne, dans son discours du 7 mai, l'a fait observer avec vérité :

(1) Rapport de M. le comte d'Argout du 6 juillet 1837, page 35 :

« L'industrie du sucre indigène n'a rien de général ; elle est purement locale. Elle est exploitée par quelques départements, quelques arrondissements , quelques communes et quelques particuliers, au grand détriment de tout le reste du royaume , qui va perdre infailliblement une exportation de 50,000,000 fr., consistant en produits du sol ou en objets manufacturés, que les colonies reçoivent annuellement de la métropole. »

« Il leur serait impossible de substituer, du jour au lendemain, une autre production à celle qui fait le fond de leur existence (1).

« Ainsi, sacrifier le sucre colonial, c'est l'arrêt de mort des colonies ; sacrifier le sucre indigène, c'est ramener les départements du Nord à un état de richesse et de prospérité qui n'avait rien d'affligeant. »

(1) Le nombre d'hectares cultivé en sucre est, à la Martinique, de, ... 20,339
Les autres cultures, en produits exportables, de 5,760
Hectares cultivés en sucre, à la Guadeloupe 24,223
Autres cultures en produits exportables. . . 7,431
Hectares cultivés en sucre, à Bourbon . . . 20,211
Autres cultures en produits exportables. . . 8,918

Total des hectares cultivés en sucre 64,773
Total des hectares cultivés en autres produits exportables 20,118

La culture du sucre est à la culture des autres produits exportables dans la proportion des 3\4.

CHAPITRE IV.

SOMMAIRE.

L'interdiction de la fabrication du sucre indigène termine pour toujours un antagonisme fatal aux deux industries. — C'est une expropriation pour cause d'utilité publique. — Des prohibitions ont été prononcées par la législation pour des causes moins puissantes. — Exemple : Prohibition de cultiver, fabriquer et vendre les tabacs. — Objection : L'indemnité est un mauvais précédent. Réponse : L'indemnité ne coûtera rien au trésor. — Objection : L'émancipation fera cesser la production du sucre dans nos colonies. Réponse : On ajournera l'émancipation. — Objection : En cas de guerre, de qui achèterions-nous nos sucres. Réponse : Des neutres, etc. L'interdiction de la fabrication du sucre indigène commandée par l'intérêt des colonies, de la marine et du commerce maritime. — Insuffisance du nombre de nos matelots ; nécessité d'y pourvoir. — Intérêt de l'agriculture, de l'industrie, de la grande pêche. — La question des sucres est une question de puissance navale.

L'interdiction de la fabrication du sucre indigène est une solution énergique ; mais elle a le mérite incontestable de trancher la question ; de terminer pour toujours un antagonisme fatal aux deux industries, qui, sans cesse menacées par la combinaison de nouveaux tarifs, n'osent ni développer, ni se perfectionner.

La grande objection contre l'interdiction de la fabrication du sucre indigène, c'est *qu'elle porte atteinte à la liberté et à l'industrie* (1).

Je demande, à mon tour si l'exemption de l'impôt dont a joui le sucre indigène, exemption à laquelle il doit son existence, si le privilége de ne payer que 27 fr. 50 c., quand le sucre des colonies françaises paie 49 fr. 50 c., n'est pas une atteinte à l'égalité des droits et des charges proclamée par notre charte constitutionnelle ?

L'égalité de l'impôt, avec un mode de perception qui rendrait cette égalité réelle, serait, au dire des fabricants, la mort du sucre indigène.

« Il n'en est pas un, a dit le général Bugeaud (2), qui voulût continuer, à moins qu'il n'eût la monomanie de faire du sucre. »

Si l'égalité de l'impôt interdit *de fait* la fabrication du sucre indigène, sans que les fabricants puissent, réclamer une indemnité, l'état étant toujours maître de changer ses tarifs... Quelle plainte fondée pourraient-ils élever contre une loi qui, en prononçant l'interdiction, leur accorderait une indemnité ?

Ils n'en pourraient élever aucune, aussi la grande majorité des fabricants déclare-t-elle l'accepter.

(1) Rapport du 18 avril 1840, page 2.
(2) Rapport du 18 avril 1840, page 2.

On doit donc reconnaître que si l'interdiction avec indemnité porte atteinte à la liberté de l'industrie, elle ménage du moins les intérêts des industriels.

Il ne faut pas d'ailleurs sacrifier les intérêts généraux d'un pays à un principe abstrait,

La propriété aussi est un principe sur lequel les sociétés reposent, et cependant toutes les législations ont admis l'expropriation pour cause d'utilité publique, moyennant une juste et préalable indemnité.

Le gouvernement peut prononcer pour cause d'utilité publique, l'expropriation et l'interdiction de l'industrie du sucre indigène.

Ce n'est pas la première fois que, dans l'intérêt général de la société, l'Etat aurait prononcé l'interdiction d'une industrie.

L'Etat a interdit le transport des lettres et s'en est réservé le monopole.

L'Etat a interdit la fabrication de la poudre.

L'Etat a interdit la culture, la fabrication et la vente des tabacs.

Les raisons qu'on donne contre l'interdiction de la fabrication du sucre indigène, on les donnait contre le monopole des tabacs.

Le rapporteur à la Chambre des députés, M. Fornier de Saint-Lary, dans son rapport du 25 mars 1849; « La loi proposée viole le droit de propriété, consacre des privilèges, lance un interdit partial et partiel sur la culture, dispose capricieusement du champ d'autrui, limite les productions de la terre. »

Dans son rapport du 9 mars 1829, M. de Cambon : « La loi proposée crée un privilége exclusif, par lequel le gouvernement enlève à l'agriculture, à l'industrie, au commerce, un droit qui leur est acquis sur tout autre objet, qui empêche le propriétaire de faire produire à son champ une denrée qu'il croit devoir lui être avantageuse, et porte ainsi une atteinte à sa propriété, lui en dérobe une partie.

Le gouvernement répondit : « Toutes ces considérations, si graves qu'elles soient, cèdent devant une considération bien plus puissante encore : l'intérêt de l'État. La loi interdit la culture du tabac, comme elle prononce d'autres interdictions pour le transport des lettres, pour les cours d'eau, pour les bois, pour la faculté de bâtir à telle ou telle distance des places de guerre, dans l'intérêt de la société. »

L'interdiction de la culture du tabac est générale en Angleterre (1). Le droit de propriété, si respecté dans ce pays, cède néanmoins aux nécessités publiques.

Les Chambres se sont toujours rendues à ces raisons, et elles ont maintenu le monopole des tabacs depuis 1814.

Dans une des dernières sessions, elles l'ont re-

(1) Elle a été prononcée par un acte du parlement de 1652, étendue à l'Écosse et à l'Irlande, par acte du parlement de 1783 et 1830.

nouvelé pour dix ans, presque sans discussion ; et cependant la loi ne défendait pas seulement la fabrication du tabac, elle en défendait même la culture ! Elle les défendait dans un seul intérêt, *l'intérêt du Trésor !*

L'interdiction de la fabrication du sucre indigène se justifie, non-seulement par l'intérêt du Trésor, mais elle est commandée par l'intérêt de la marine, du commerce maritime, des colonies, de l'agriculture et de l'industrie, par les considérations les plus élevées de puissance nationale.

Avant de le prouver, je dois répondre à deux autres objections des défenseurs du sucre indigène.

L'émancipation des esclaves entraînerait, disent-ils, la cessation, ou du moins une diminution considérable dans la production du sucre colonial , et ils demandent qui fornirait la consommation de la France, le sucre indigène n'existant plus?

Je réponds que les abolitionistes les plus ardents ont tous déclaré que l'émancipation, si elle faisait cesser le travail, serait fâcheuse pour l'esclave, désastreuse pour les maîtres, et qu'ils entendent conserver le travail et la production.

Mais pour conserver le travail, après l'émancipation, il faudrait payer des salaires élevés ; l'exemple de l'Angleterre le prouve. Pour payer ces salaires, il faudrait que les colons vendissent leur sucre à des prix avantageux ; et, pour qu'ils obtinssent ces prix avantageux, il ne faudrait pas que le sucre indigène et le sucre étranger pussent disputer au sucre colonial, le marché métropolitain. Je cite encore à cet égard l'exemple de l'Agleterre.

La suppression du sucre indigène serait donc le préambule obligé de tout projet de loi d'émancipation, à moins qn'on ne voulût émanciper à la manière de Saint-Domingue !

Si le travail et la production devaient cesser, si la ruine des colonies devait être la conséquence inévitable de l'émancipation, le gouvernement et les Chambres n'hésiteraient point à ajourner une mesure que la philantropique Angleterre voudrait précipiter, pour anéantir nos établissements coloniaux, frapper notre commerce maritime dans le principal élément de son fret, affaiblir notre marine, objet constant de son inquiète sollicitude !

La défense du sucre indigène, basée sur la ruine probable de nos colonies, est une défense de mauvais aloi, et me ferait dire, ce qu'on soupçonnait déjà, que certains philantropes de demandent l'émancipation que pour se débarrasser du sucre colonial (1).

Du reste, quand le sucre colonial et nos colonies auraient disparu, la France pourrait demander sa con-

____

(1) Le conseil-général du département du Nord est à peu près le seul qui renouvelle chaque année ses vœux en faveur de l'émancipation.

sommation au sucre étranger, et les consommateurs y trouveraient un grand avantage, les sucres étrangers pouvant se vendre à des prix beaucoup plus bas que le sucre indigène.

Les fabricants du sucre indigène insistent; ils évoquent les souvenirs d'autrefois, les guerres de l'empire, le blocus continental, et demandent comment la France pourrait se procurer le sucre étranger, si les mêmes circonstances venaient à se reproduire?

Je réponds que, suivant toute apparence, elles ne se reproduiront pas, et qu'on ne fonde pas une législation sur la prévision du retour invraisemblable d'événements aussi extraordinaires (1).

Mais, quand nous aurions une guerre avec l'Angleterre, quand nous serions condamnés à n'avoir pas un seul allié sur le continent, du moins y aurait-il des neutres : l'Espagne, la Hollande, les États-Unis d'Amérique nous apporteraient du sucre, et nous l'apporteraient à bon marché. Si l'Angleterre ne voulait pas reconnaître les droits des neutres, elle armerait le monde contre elle.

Si la mer était fermée, nos frontières resteraient ouvertes.

D'ailleurs, on l'a rappelé, si, durant les guerres de

---

(1) Si dans la crainte de la guerre on veut que la France produise du sucre, il faudrait aussi forcer la France à produire du coton, voire même des épices.

l'empire, la France a manqué de sucre, ce n'est pas parce que l'Angleterre n'a pas voulu nous en vendre, c'est parce que nous n'avons pas voulu lui en acheter : toutes les fois que les Anglais ont pu, au moyen d'une licence, nous apporter leurs sucres, on sait qu'ils se sont empressés de nous les apporter (1).

Au lieu de nous préoccuper de dangers imaginaires, énumérons les avantages actuels, considérables, que procurerait à la France l'interdiction de la fabrication du sucre indigène.

INTÉRÊT DE LA MARINE ROYALE ET DU COMMERCE MARITIME.

La France est baignée par deux mers (elle présente quatre cent quatre-vingts lieues de littoral, et a dès-lors le plus grand besoin d'une marine puissante.

Les vaisseaux de guerre sont des batteries mobiles qui tiennent l'ennemi à distance des côtes, et les défendent mieux que les canons des forts.

La marine est nécessaire à la défense des colonies ; les colonies, à leur tour, sont des points de relâche nécessaires à la marine. La marine protége le commerce maritime et y maintient la discipline. Sans la marine, La France ne se ferait pas respecter dans les pays où ses armées ne pourraient pas atteindre ; elle

(1) Discours de M. Duvergier de Hauranne, page 15.

eût été insultée impunément à Alger, à Lisbonne, au Mexique, à Buénos-Ayres : elle serait hors d'état d'intervenir dans la grande lutte qui doit un jour éclater en Orient.

En cas de guerre, la marine multiplie les armées, elle les transporte à de grandes distances ; elle les recrute et les approvisionne ; elle permet d'attaquer l'ennemi partout où il est vulnérable, et de se retirer devant des forces supérieures.

C'est là ce que l'Angleterre a fait dans la guerre d'Espagne ; c'est grâce à sa marine que l'armée anglaise a pu opérer des retraites devenues nécessaires, et atténuer le résultat de nos victoires.

Que la guerre éclate avec la Russie, l'Autriche, la Prusse, nous pourrons prendre la Prusse à revers par un débarquement à Dantzick ; ruiner le commerce russe dans la mer Noire, y détruire ses établissements maritimes, dévaster ses côtes, et, par la Baltique et la Néva, pénétrer jusqu'à Saint-Pétersbourg ; conquérir l'Italie sans franchir les Alpes, débarquer une armée à Trieste et marcher sur Vienne.

Pour que ces grands résultats soient possibles, il faut avoir une marine supérieure à la marine de l'ennemi. Mais, lors même que nous aurions à lutter seuls contre une marine supérieure en nombre, contre la marine anglaise, nous pourrions encore, en changeant notre ancien système de guerre, en évitant les combats d'escadre, en établissant la course sur une grande échelle, ruiner le commerce de l'Angleterre, et l'amener à désirer la paix.

On ne verra pas sans intérêt le tableau des marines de l'Europe, de l'Égypte et des États-Unis d'Amérique, en 1838.

C'est le tableau le plus récent que j'aie pu me procurer.

En 1838, la marine anglaise possédait à flot ou en construction....,... 123 vaisseaux, 122 frégates.

La Russie..........	44	—	29	—
La Suède et la Nor- wége...........	12	—	7	—
La Hollande.......	8	—	18	—
La Turquie........	7	—	7	—
Le Danemarck.....	6	—	6	—
L'Autriche........	3	—	3	—
L'Espagne.........	3	—	3	—
Le Portugal.......	3	—	3	—
Les Deux-Siciles...	1	—	1	—
L'Égypte..........	9	—	9	—
Les États-Unis.....	12	—	12	—
La France,........	49	—	60	—

Sous Louis XIV, nous possédions jusqu'à cent vaisseaux de ligne; aussi remportions-nous, le 10 juillet 1690, une grande victoire sur les flottes réunies de la Hollande et de l'Angleterre.

Je ne demande pas l'augmentation de notre matériel, quoiqu'inférieur de plus de moitié au matériel de la marine anglaise.

Mais je demande avec instance que nous augmentions par tous les moyens possibles le personnel de notre marine, qui n'est malheureusement pas en rapport suffisant avec notre matériel.

En effet, pour armer nos 49 vaisseux, nos 60 frégates et nos 220 bâtiments de moindres dimensions, il faudrait, suivant un tableau officiel annexé à l'ordonnance du 11 octobre 1836, 76,436 hommes.

Ainsi répartis :

Pour les 49 vaisseaux.........	37,830 hommes.
60 frégates...................	22,764
21 corvettes de guerre........	3,774
115 corvettes, avisos, bricks-goëlettes...................	6,228
55 corvettes de charges, gabarres....................	4,294
31 bâtiments à vapeur.........	1,646
Total..........	76,436 hommes.

Or, notre inscription maritime et le recrutement ne pourraient pas, dans l'état actuel, nous fournir les 76,436 marins nécessaires à l'armement complet de notre flotte.

Notre inscription maritime a donné pour 1840, 98,706 gens de mer.

Mais, si l'on déduit de ce nombre les capitaines

au long cours et pilotes qui ne peuvent être le-
vés................................ 11,131
Novices............................ 17,627
Mousses........................... 14,026

        Total................. 42,784

On ne trouve plus que 55,912 hommes. Il faut déduire encore les hommes de dix-huit à vingt ans et de
quarante à cinquante ans.

Le chiffre de 55,912 se trouve ainsi réduit d'environ
un cinquième; les maladies, les décès et les désertions, dégarnissent les cadres de 7 à 8,000 hommes
à peu près. De sorte que notre effectif véritable et sé-
rieux ne dépasse pas, en définitive, 37 à 38,000 hommes (1).

M. le président du Conseil du 1er mars, dans la
séance du 8 mai 1840, refusait de déduire des 55,912,
les hommes âgés de dix-huit à vingt ans et de quarante
à cinquante, qu'on pouvait, disait-il, employer avec
succès.

A son opinion j'opposerai l'opinion du ministre de
la marine, M. l'amiral Duperré, qui affirmait que les
hommes de vingt à quarante ans étaient les seuls sur
lesquels on pouvait compter pour faire la guerre (2).

(1) Voir le rapport de M. Ducos, du 2 juillet 1839, page 36.
Voir le dernier rapport de l'inspection de 1837, qui fixe à 37,144
hommes, l'effectif de nos marins propres au service, en cas de guerre.
(2) Rapport de M. Ducos, du 2 juillet 1839, page 36. — Rapport
de l'inspection de 1837.

M. le président du conseil du 1er mars oubliait, dans ses calculs, de tenir compte des maladies, des décès, des désertions, qui diminuent considérablement l'effectif.

Il se consolait de l'insuffisance actuelle de notre inscription maritime, en indiquant les moyens de l'accroître pour l'avenir.

Il disait, dans la même séance : « Il y a dans nos ports beaucoup d'étrangers qui pratiquent la pêche, qui vivent d'une industrie toute nationale et toute française, et qui, en qualité d'étrangers, ont tous les avantages des matelots français, sans en subir les charges, sans faire le service militaire.

« On en compte environ 10,000.

« Il y a encore les ouvriers qui, par le fait seul de leur inscription, sont exempts de tout service militaire, et parmi lesquels, en cas de besoin, tous les hommes de mer sont convaincus qu'on pourrait prendre 5 à 6,000 hommes. Cela ferait un total de 15 a 16,000 hommes, qu'avec un *article de loi* vous ajouteriez à votre inscription maritime. »

Cela est vrai; mais cet article de loi est difficile à faire.

On n'a point oublié la discussion de la loi sur le recrutement, et les efforts inutiles faits pour y assujettir les individus nés en France de parents étrangers et y ayant résidé depuis leur naissance.

On invoquerait ce précédent en faveur des marins étrangers.

On invoquerait la législation existante, l'arrêté du 14 fructidor an VIII, qui ne les soumet à l'inscription maritime que quand ils ont épousé une femme française et navigué sur les bâtiments du commerce français.

On ne pourrait d'ailleurs modifier cette législation, sans donner naissance à des difficultés internationales.

Je ne dis pas qu'il faille y renoncer ; mais je pense qu'il faudrait, au lieu de les assujettir directement à l'inscription maritime, employer un moyen indirect, taxer les produits de leur pêche comme produits de pêche étrangère, et les amener ainsi à se *classer* d'eux-mêmes. Mais je ne dissimulerai pas que le moyen que j'indique, et qui, de l'avis des gens spéciaux, est le seul praticable, n'offre de sérieuses difficultés.

Quand aux ouvriers de nos ports, ils ont souscrit des engagements sous la condition légale qu'ils ne pourraient être levés pour le service de la flotte ; il faudrait donc de nouveaux engagements ; mais il serait à craindre que l'obligation d'embarquer ne dégoûtât et n'éloignât un grand nombre d'ouvriers.

On voit que l'*article de la loi* qui doit enrichir notre inscription maritime n'est pas fait ; et, quoique je l'appelle de tous mes vœux, je ne puis mettre en ligne de compte, et on ne pourrait mettre en ligne de bataille, la guerre advenant, que l'effectif actuel des marins de l'inscription maritime propres au service 37,144

Ajoutant le tiers en hommes provenant du recrutement, proportion qu'il ne faut pas dépasser, suivant M. le président du conseil du 1ᵉʳ mars lui-même, si l'on veut avoir de bons équipages.................................... 12,381

On a un total de...................................... 49,535

Le personnel nécessaire pour armer notre matériel étant de 76,436 hommes, il y a dans notre personnel un déficit de 26,894 hommes.

Et il faut observer que dans mes calculs, je ne laisse pas un homme ni à notre marine marchande, ni à nos corsaires pour armer en course, ni à notre *réserve;* réserve qui, suivant nos plus habiles marins, doit être par an, et en cas de guerre, d'un quart de la flotte. Ces calculs, fondés sur des documents officiels, établissent l'insuffisance de notre personnel, et nous font un devoir de ne rien négliger pour l'accroître dans des proportions raisonnables (1).

Si le sucre colonial est sacrifié au sucre indigène, le personel de notre marine sera considérablement diminué par la ruine de notre navigation coloniale.

---

(1) L'Angleterre a un effectif de 120,000 officiers-mariniers et matelots ; les États-Unis d'Amérique de 180,000.—Rapport de M. Ducos, du 2 juillet 1839, pages 36 et 37.

En 1837 (1), 421 navires sont sortis des ports de France pour nos colonies françaises.

Leurs équipages étaient de 5,703 hommes; déduisant 61 navires montés par 745 hommes, qui ont fait plusieurs voyages de France aux colonies, restent 370 navires et 4,910 hommes.

Sont sortis des ports de France pour l'Afrique au-delà du cap de Bonne-Espérance, l'Amérique, l'Asie et l'Océanie, 309 navires montés par 4,551 hommes, non compris les navires et les équipages employés aux pêches de la morue et de la baleine.

La navigation coloniale a donc employé 61 navires et 350 marins de plus que nos autres navigations lointaines.

En perdant notre navigation coloniale, nous perdrions 4,910 marins.

Notre pêche de la morue a employée 528 navires et 10,200 hommes.

Les produits de la pêche sont en moyenne de 30,000,000 kil., dont le tiers, 10,000,000, est importé dans nos colonies (2).

Ainsi on peut évaluer à 3,400 le nombre des marins

(1) Je prends l'année 1837, qui, suivant le rapport du 2 juillet 1839, page 31, représente la moyenne de notre navigation au long cours.

(2) Exposé des motifs du projet de loi relatif à la pêche de la morue du 19 avril 1841, page 31.

que nous perdrions, si notre pêche était réduite d'un
tiers par la privation du marché colonial.

La perte de notre commerce avec les colonies, commerce qui est alimenté presque en totalité par le transport des sucres, entraînerait donc une réduction effec-
tive de 8,310 de nos meilleurs marins.

Elle entraînerait même une réduction beaucoup plus
considérable.

La navigation coloniale est, avec nos autres navigations lointaines, la plus recherchée de nos marins. S'il
ne leur reste que la petite pêche et le cabotage, beaucoup vont demander leur déclassement, ou passer au
service de l'Angleterre, et peupler les pêcheries anglai-
ses de Terre-Neuve et du Labrador. Personne ne voudra désormais entrer dans une carrière devenue plus
ingrate, et notre inscription maritime, déjà si restreinte,
va diminuer encore.

« La navigation de nos colonies et de la pêche, a dit
M. l'amiral Duperré, est la véritable comme la meilleure pépinière de nos marins ; elle occupe réellement
15,000 hommes. Toute mesure qui atteindrait ces res-
sources précieuses, attaquerait au cœur notre puissance navale (1). »

En vain les ennemis du système colonial, espére-
raient-ils, nos colonies perdues, retrouver, dans notre

(1) Rapport du 2 juillet 1839, page 38.

commerce avec l'étranger, notre tonnage, nos navires et nos marins.

Notre commerce avec l'étranger remplacerait-il utilement notre commerce avec les colonies?

Les marchandises que nous y exportons, et qu'elles sont forcées de nous acheter, trouveraient-elles à se vendre sur des marchés étrangers où elles auraient à soutenir la concurrence des marchandises étrangères? Nos marchandises y seraient-elles portées sur des navires français !

Il est permis d'avoir des inquiétudes sur la solution favorable de ces graves questions, et notamment de la dernière.

Ces inquiétudes ne sont que trop justifiées par nos états de navigation. Ils établissent que notre navigation avec l'Angleterre, les États-Unis d'Amérique et la Russie, est dans une affligeante infériorité, et qu'elle est presque nulle avec la Suède, la Norwège, le Danemarck, la Prusse et l'Autriche.

Ces déplorables résultats s'expliquent par la cherté de notre navigation, qui peut être attribuée principalement aux causes suivantes :

1° Les matériaux de construction sont plus chers en France qu'aux État-Unis d'Amérique et dans le nord de l'Europe;

Le fer y est plus cher qu'en Angleterre;

2° Les gages sont plus élevés, la nourriture meilleure

que chez les autres nations, l'Angleterre et les États-Unis d'Amérique exceptés;

3° Nos navires ont un état-major et un équipage plus nombreux; notre système de mâture, de voilure et de gréement, moins perfectionné, rend la manœuvre plus difficile et exige un plus grand nombre de bras;

4° Nos lois ont créé des formalités de douanes et de police sanitaire dont plusieurs sont inutiles et causent à notre commerce de grandes pertes de temps et d'argent;

5° Les Anglais et les Américains ont des établissements fixes, des comptoirs, ou au moins des correspondants habituels dans les pays pour lesquels ils expédient leurs navires. Dès qu'ils arrivent, ils déposent leurs cargaisons, et prennent sans retard d'autres cargaisons préparées à l'avance.

En général, nos armateurs n'ont de relations bien établies en aucune partie du monde; pour acheter des cargaisons propres à l'Europe, ils sont forcées d'attendre que leurs cargaisons d'Europe soient vendues et payées.

Les commissions des ports de mer, consultées par le ministre de la marine, en 1827, attribuent à ce défaut d'organisation de notre commerce les longs séjours que font nos navires dans les ports étrangers, et elles regardent ces longs séjours comme une des causes principales de la cherté de notre navigation.

Parmi les causes qui la rendent plus dispendieuse que celles de la plupart des autres nations, les unes résultent de la nature des choses et ne peuvent changer; d'autres doivent disparaître avec de la prévoyance et du temps, et je me plais à reconnaître que d'importantes améliorations ont eu lieu depuis l'enquête de 1827. Mais on peut malheureusement affirmer que si nons perdions le monopole de notre navigation coloniale, nous ne trouverions pas d'équivalent pour l'emploi de nos navires et de nos marins, dans une navigation en concurrence avec des nations, ou plus habiles, ou plus favorisées.

J'ai fait voir quelle serait l'influence du sucre indigène, remplaçant le sucre colonial, sur le personnel de la marine marchande, pépinière la marine royale.

Voyons quelle serait son influence sur la prospérité de notre *commerce maritime.*

L'Angleterre alimente sa navigation avec les sucres de ses colonies, ses bois du Canada, se houilles, ses fers. Les États-Unis d'Amérique avec leurs cotons; les États-Unis d'Amérique sont d'ailleurs, par le bon marché de leur navigation, les facteurs d'une grande partie du commerce du monde.

La France n'a, comme matière de grand encombrement, comme principal aliment du frêt, que le sucre de ses colonies.

Dans la séance du 5 mai 1840, M. Wustemberg a

fourni un relevé des états officiels d'où il résulte :
« Que le transport total des sucres a occupé, dans les
années 1836, 1837 et 1838, en moyenne, 350 navires
et 95,128 tonneaux.

« Il reste, pour les autres marchandises complétant
la totalité de la navigation au long-cours, 328 navires
et 72,461 tonneaux.

« Ainsi, le commerce des sucres a occupé plus de la
moitié de notre navigation de long-cours, en navires
et en tonnage.

« Le sucre peut revendiquer sa part d'activité de la
pêche de la morue, destinée à approvisionner les colonies ; cette part a occupé, en moyenne, pendant 1836,
1837 et 1838, 115 navires et 14,952 tonneaux. Si vous
ajoutez ces chiffres à ceux que je viens d'indiquer, vous
trouverez que le commerce du sucre occupe 465 navires, sur 678 ; 110,073 tonneaux, sur 167,582 ; environ les deux tiers. »

M. Gouin, alors ministre du commerce, a reconnu
que les calculs de M. de Wustemberg étaient exacts ;
M. Cunin-Gridaine a déclaré qu'ils étaient au-dessous
de la vérité (1).

Ainsi nous pouvons mesurer d'une manière exacte
le dommage que le sucre indigène causerait à notre
commerce maritime , s'il remplaçait le sucre colo-

(1) Voir en outre les calculs de l'exposé des motifs du 1er avril 1836,
pages 9 et 10.

nial. Nos armements diminueraient de moitié aux deux tiers.

Si, au contraire, le sucre indigène, qui forme à peu près le tiers de la production coloniale, disparaissait pour faire place au sucre étranger, le commerce maritime, non-seulement maintiendrait ses armements, mais il pourrait les augmenter d'un tiers, pourvu qu'on accordât à notre pavillon les avantages auxquels il a droit.

INTÉRÊT DE L'AGRICULTURE ET DE L'INDUSTRIE, DE LA PÊCHE ET DES PORTS CRÉANCIERS DES COLONIES.

La France a importé dans ses quatre colonies à sucre, en 1841, une valeur de........... 54,087,831 fr.

Elle avait importé, en 1829 pour.. 62,660,000 fr.

On voit que le chiffre des importations était en 1829, d'un sixième plus élevé. C'est que le sucre de betterave n'avait point encore fait sentir aux colonies sa ruineuse influence.

Les principaux objets des importations de France dans nos colonies, sont : nos tissus de coton et nos toiles, nos vins, eaux-de-vie, huiles, farines, céréales, et morues.

Ainsi, une valeur qui s'est élevée à plus de 62,000,000 fr., est réduite à 54,087,851 et cesserait d'être importée, au préjudice de nos manufactures, de notre agriculture et de notre pêche, si nous sacri-

fions le sucre colonial au sucre indigène, si nous of-
frions nos colonies en holocauste à quatre cent trois
fabricants privilégiés (1).

Si, au contraire, le sucre indigène disparaissait, le
sucre colonial, principal objet d'échange des colons,
reprendrait une valeur raisonnable, et ils pourraient
recevoir et payer une plus grande somme d'importations métropolitaines.

Les créances personnelles des négociants de nos
ports sur les colons ont été évaluées à 60,000,000 fr.
Les dettes hypothécaires de la Martinique et de la Guadeloupe à 140,000,000 fr.

Telle est la déplorable situation que le privilège ac-
cordé au sucre indigène a faite aux colonies.

Si le sucre indigène disparaissait, les colons auraient
l'espoir de se libérer, dans un avenir plus ou moins
prochain.

Si la présence du sucre indigène maintient la baisse
du prix des sucres coloniaux, les colons sont ruinés
à toujours, et les ports perdront inévitablement leur
créance de 60,000,000 fr.

INTÉRÊT DU TRÉSOR.

Dans le rapport de M. le comte d'Argout, du 6 juillet 1837, page 12, on trouve le tableau suivant :

(1) Le nombre des fabriques qui ont travaillé durant la campagne
de 1841 à 1842, était de 414 ; il est actuellement de 403.

Marche de la production du sucre indigène, et en regard éva-
luation des sommes dont elle a privé le Trésor :

	PRODUCTION.	PERTE POUR LE TRÉSOR.
1828 environ	2,665,000 kil.	1,342,000 fr.
1829	3,380,000	2,100,000
1830	6,000,000	3,000,000
1831	9,000,000	4,500,000
1832	12,000,000	6,000,000
1833	19,000,000	9,500,000
1834	26,000,000	13,000,000
1835	38,000,000	19,000,000
1836	49,000,000	24,500,000

Il faut ajouter la somme dont le trésor a été privé en

1837 sur	45,084,000 kil.	22,316,380 fr.
1838	46,815,000	23,173,425
1839	39,169,000	19,403,505
1840	22,748,000	11,155,520
1841	26,939,897	13,469,900
1842	31,234,954	15,617,450
Total		188,078,280 fr.

Mais, comme il a été perçu en 1838 et 1839, sur le
sucre indigène.................... 4,866,507 fr.

En 1840..................... 4,557,493

1841..................... 6,790,370

1842..................... 7,35,6903

Total............ 23,574,273 fr.

Le montant total des pertes du trésor n'est plus que de 164,507,007 fr.

Remarquez que je ne tiens pas compte des quantités considérables de sucre indigène entrant en consommation sans payer l'impôt, et qu'on peut évaluer au moins à 10,000,000 de kilog.

Il faut remarquer en outre que je suppose le sucre indigène remplacé par le sucre colonial au droit de 49 fr. 50 c., tandis qu'il l'eût été en grande partie par le sucre étranger, payant une surtaxe.

Tel est le tableau exact des pertes que le trésor a subies dans l'intérêt de quatre cents fabricants !

Le trésor a reçu en moyenne pour 1839, 1840 et 1841, sur le sucre étranger, le sucre colonial et le sucre indigène, déduction faite du drawback, ci.......................... 34,896,000 fr.

En 1842, sucre colonial........ 33,162,268
      Sucre indigène...... 7,356,903
      Sucre étranger...... 5,158,882

        Total........ 45,678,053 fr.

A déduire pour drawback...... 5,218,602

        Reste net....... 40,459,451 fr.

Voyons quelles seraient les recettes du trésor, si le sucre indigène n'existait plus ?

La moyenne de la production coloniale a été dans les dernières années de 80,000,000 kil.

Bourbon en a fourni 20,000,000 kil.

La Martinique, la Guadeloupe et la Guyane, 60,000,000 kil.

Adoptons cette moyenne pour l'avenir.

Les 20,000,000 k. de sucre de Bourbon, à 42 f. 35 c. donneront au trésor.............. 8,470,000 f.

Les 60,000,000 kil. de la Martini-que, de la Guadeloupe et de la Guyane donneront, à 49 fr. 50............ 29,700,000.

40,000,000 kil. de sucre étranger, au droit actuel de 71 francs 50 cent., donneront...................... 28,200,000

Total............ 66,370,000 f.

Je prends pour base de mes calculs une consomma-tion de 120,000,000 kilog. C'est l'évaluation générale-ment admise, et si la douane et les contributions in-directes ont constaté une consommation moindre, c'est, comme je l'ai démontré, parce qu'une quantité considérable de sucre indigène entre dans la consom-mation par fraude, et conséquemment sans avoir été constatée.

Le Trésor ayant perçu :

En 1842... 40,459,451 fr.

Il y aurait une augmentation :

De........ 25,910,549

Cette augmentation annuelle s'explique facile-ment :

1° La concurrence du sucre indigène chasse chaque année une quantité de sucre colonial, qui est réexporté sans avoir acquitté les droits.

Le sucre indigène n'existant plus, le sucre colonial trouverait son placement intégral sur le marché métropolitain ;

2° Il s'est exercé sur le sucre indigène une fraude considérable qu'on évalue au moins à 10,000,000 kil. par an ;

3° Le droit sur les sucres exotiques serait perçu intégralement par la douane ;

4° Au lieu de 27 fr. 50 c., droit payé par le sucre indigène, le sucre étranger qui le remplacerait paierait un droit de 71 fr. 50 c.

Il est vrai qu'il faudrait déduire de l'augmentation e revenu 25,910,549 fr. le montant de l'indemnité à payer aux fabricants.

Le ministre du commerce, dans son Exposé des motifs du 25 janvier 1840 (1), l'évaluait à 40,000,000 fr., et proposait de la payer par cinquième, avec intérêts à 4 pour cent. Les 8,000,000 avec les intérêts, retranchés des 25,910,549 fr., il resterait encore chaque année une augmentation, pendant cinq ans, d'environ

____

(1) Pages 11 et 12.

17,910,549 fr.; qui remonteraient à 25,910,549 fr., après le paiement intégral de l'indemnité.

Le sucre sur lequel l'impôt est assis n'est point une denrée de première nécessité, comme le sel et les boissons.

Le pauvre ne le paie pas.

Il commence avec l'aisance et s'accroît rapidement avec elle.

Si l'on reproche aux impôts indirects les rigueurs inévitables du recouvrement, l'impôt sur le sucre échapperait à ce reproche, lorsqu'il serait perçu en entier par la douane.

L'impôt sur le sucre, plus équitable dans son assiette que l'impôt sur le sel, plus facile à percevoir que l'impôt sur les boissons, est en réalité préférable à tous les deux (1).

On peut donc désirer qu'il augmente. Cette augmentation est, sans contredit, le meilleur moyen d'améliorer l'état de nos finances, qni présente, dit-on, un déficit considérable.

Les fabricants de sucre indigène scraient désintéessés et n'auraient pas le droit de se plaindre.

En même temps que la suppression du sucre indi-

(1) M. Dumon, rapport du 6 juin 1836, pages 13 et 16.

gène enrichirait le trésor, la prospérité du sucre colonial développerait les exportations de notre sol et de nos manufactures, sauverait nos colonies, raviverait le commerce maritime, faciliterait des traités de commerce avec le Brésil et l'Espagne, accroîtrait le personnel de notre marine, personnel dont l'insuffisance se ferait cruellement sentir le jour où l'honneur national, l'intérêt de notre puissance nous forceraient à nous mesurer de nouveau contre notre ennemi séculaire.

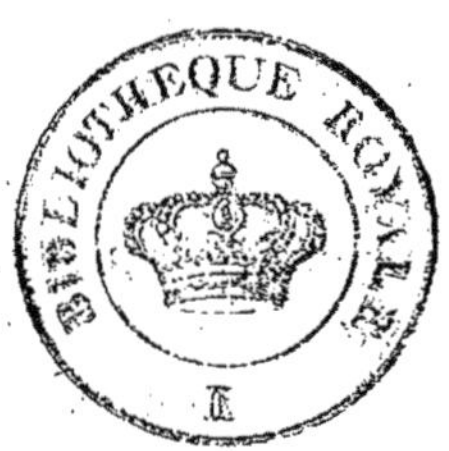

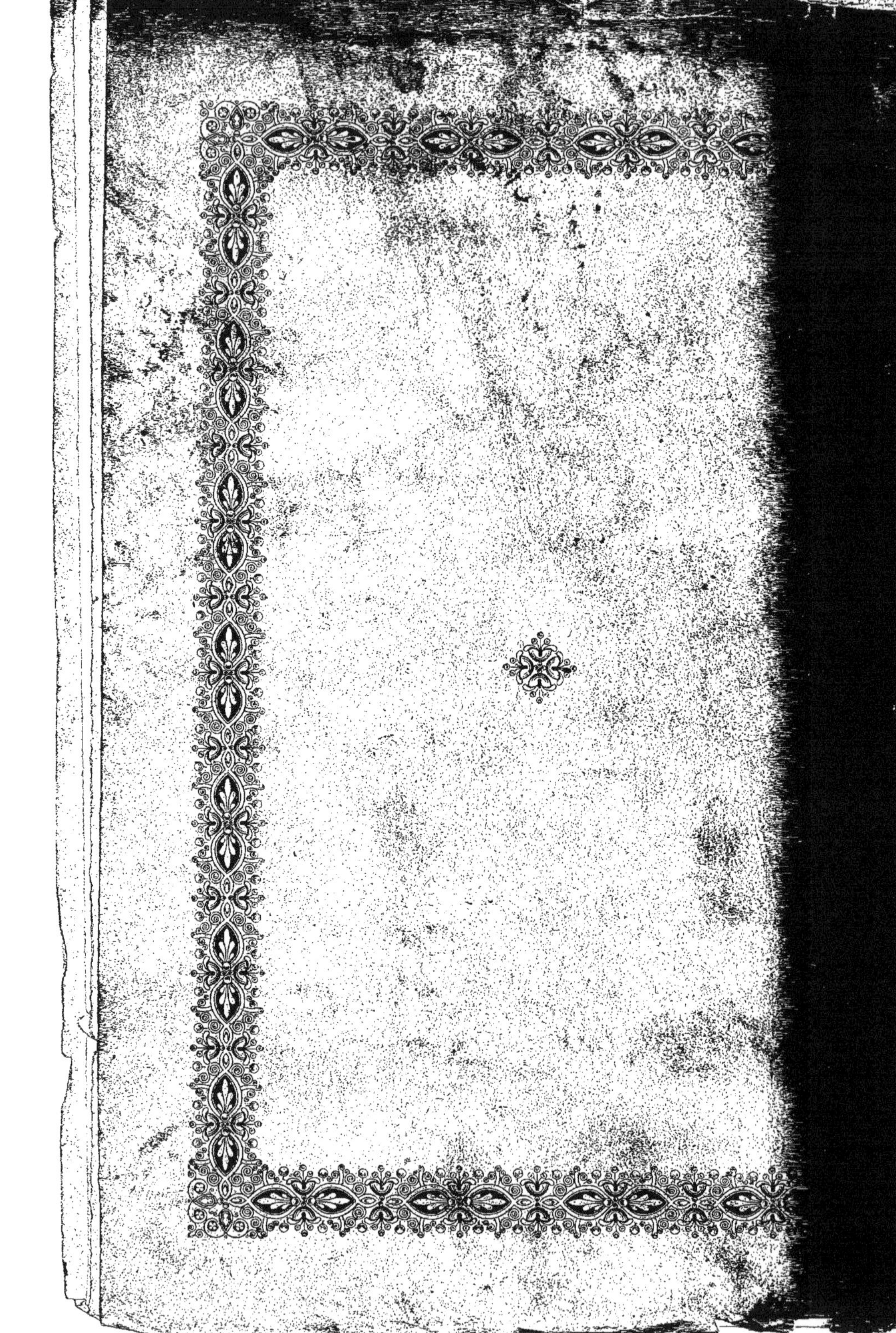

www.ingramcontent.com/pod-product-compliance
Ingram Content Group UK Ltd.
Pitfield, Milton Keynes, MK11 3LW, UK
UKHW020021100726
13658UKWH00003B/1019